AF748488

Stephan Siegfried

«ICH-1%!?»

«Mundus vult decipi, ergo decipiatur.»

Die Welt will betrogen sein, darum sei sie betrogen.

«ICH – 1%!?»

Ich bin OK, du bist nicht OK — Psychopathen im Alltag.

Stephan Siegfried

1-prozent

Stephan Siegfried, geboren 1965 in Zürich

Studienabschluss der Jurisprudenz in Zürich. Seither Leidenschaft für Philosophie, Psychologie, Soziologie, Neurobiologie und Informationstechnologien mit entsprechenden zusätzlichen Aus- und Weiterbildungen nachdem er mehrere Male beruflich und privat sich mit «alltäglich-kriminellem» Verhalten auseinandersetzen durfte.

Kontakt: buch@ich-1prozent.ch

Bibliografische Information der Deutschen Bibliothek

Die Deutsche Bibliothek verzeichnet diese Publikation in der Deutschen Nationalbibliothek; detaillierte bibliografische Daten sind im Internet abrufbar über https://portal.dnb.de.

ISBN 978-3-906823-00-3 (Hardcover)
ISBN 978-3-906823-01-0 (Softcover)
ISBN 978-3-906823-02-7 (eBook)
ISBN 978-3-906823-03-4 (PDF)

Umschlagabbildung: Fotolia Bild#. 3386906 als Grundlage

Umschlaggestaltung: 1-prozent

Abbildungen: 7 historische

Korrektorat/Lektorat: Caroline Vogelsang, Schreibgut

Satz: 1-prozent

Printed in Germany

Dr. Robert D. Hare:

«...the subject is so important, and with such vast implications for society... The damage that psychopaths do to the global economy and human civilization in general, is incalculable.»

Zu konsumieren bis: ??.??.????

Dieses Buch ist zum sofortigen – auch mehrmaligem – Verzehr bestimmt, hat aber kein Ablaufdatum!

Inhaltsverzeichnis

1 ICH 1%!? – Ursachenforschung

(Fast) täglich begegnet man Menschen, deren Gesichtsausdruck kaum Freude am Leben erkennen lässt. Wenn man sich eines Tages selber im Spiegel betrachtet und ebenfalls diesen Eindruck gewinnt, stellt möglicherweise das Bewusstsein seinem Unterbewusstsein die Frage: Besteht meine jugendliche Lebensfreude noch oder bin ich vielleicht gar schon lebensmüde?

Je länger ein Leben dauert, desto umfangreicher sind die Eindrücke und Erfahrungen, die man in sich trägt. Spätestens in dem Moment, in welchem – in der Regel bedingt durch das soziale Umfeld (Familie, Bekanntenkreis oder Arbeit) – ein ungutes Gefühl an der Seele festklebt und das vegetative Nervensystem in Hochspannung versetzt, ist die Zeit gekommen, den Ursachen dafür auf den Grund zu gehen. Dann können eine kompetente externe Beratung, ein Gespräch mit Vertrauten oder aber die Lektüre eines geeigneten Buches sehr heilsam sein. Ein nachhaltiger Erfolg für ein konstantes Wohlbefinden ist aufgrund der gewählten «Genesungsmethode» zwar nicht garantiert, aber man soll ja nichts unversucht lassen.

Unzählige Sichtweisen von namhaften Psychologen[1], Soziologen, Philosophen und sonstigen Wissenschaftlern liefern uns vernünftige und plausible Erklärungen für solche Situationen des Alltagslebens, die Menschen nachhaltig belasten. Wie und warum rund 1% der Bevölkerung (vornehmlich Männer) für ein solch hohes Konfliktpotential verantwortlich ist, wird in den folgenden Ausführungen dargelegt.

Erich Fromm beispielsweise erklärt seine Beobachtungen, die möglicherweise stark von den Zuständen im Dritten Reich geprägt waren, mit der Erkenntnis: *«Die Normalen sind die Kränksten und die Kranken sind die Gesündesten»*. Weiter führt er aus: *«Wie glücklich der, der einen Schmerz hat, wenn ihm etwas fehlt. Wir wissen ja, wenn der Mensch keinen Schmerz empfinden würde, wäre er in einer sehr gefährlichen Lage. Aber sehr viele*

---

[1] Um die Lesbarkeit dieses Buches zu verbessern, wurde konsequent nur die männliche Sprachform verwendet. Selbstverständlich sind dabei die weiblichen Pendants immer mitgemeint.

Menschen, also die ‚Normalen', sind so angepasst, die haben so alles, was ihr eigen ist, verlassen. Die sind so entfremdet, so Instrumente, so roboterhaft geworden, dass sie gar keinen Konflikt mehr empfinden. Das heisst, ihr wirkliches Gefühl, Liebe oder Hass, ist schon so verdrängt, so verkümmert, dass sie das Bild einer chronischen, leichten Schizophrenie bilden».

Dass immer mehr Menschen psychisch erkranken, beschäftigt nicht nur die Weltgesundheitsorganisation (WHO). Es muss vermutet werden, dass ein wesentlicher Teil dieser psychischen Leiden von eben diesem 1% jener Menschen verursacht wird, deren Verhaltensweisen sehr belastende Auswirkungen auf das Wohlbefinden zur Folge haben können – den Psychopathen.

«Wir merken vor allem dann, dass wir eine Psyche haben,
wenn sie uns bedrückt.»

Miguel de Unamuno y Yugo (1864-1936)

2 *Gedanken aus der Vergangenheit in der Gegenwart*

Eine klassische Aristoteles-Frage lautet:
«Was ist wichtiger, loyal zu sein oder die Wahrheit zu sagen?»

Die persönliche Integrität ist die fortwährend aufrechterhaltene Übereinstimmung des persönlichen Wertesystems mit dem eigenen Handeln[2]. Diese Beschreibung stimmt auch mit der «goldenen Regel» überein, gemäss der gilt: «Behandle andere so, wie du von ihnen behandelt werden willst». Dabei stellt sich die Frage: Handeln alle Menschen danach?

Die Ausführungen dieses Buches richten sich an alle, die selber (oder andere Menschen kennen, die):

- bestohlen wurden,
- belogen und dabei betrogen wurden,
- physisch angegriffen und verletzt wurden (und dabei nicht als Erste angegriffen haben),
- jemanden kennen, der physisch angegriffen oder sogar getötet wurde,
- psychisch verletzt wurden (sei es durch Stalking, Bossing, Bullying, Bashing, Mobbing etc.),
- jemanden kennen, der psychischen Belastungen nicht standhielt und sich deswegen umbrachte,
- sich unbewusst «gegen ihren Willen» haben beeinflussen lassen und dem heute oder zukünftig entgegenwirken wollen.

---

[2] Jeweilige Definitionen wurden aus Wikipedia entnommen und bei Bedarf ergänzt.

Eines oder womöglich sogar mehrere der oben genannten Ereignisse dürften auf (fast) alle Menschen zutreffen. Weshalb dies so ist, ist erklärbar. Solche Ereignisse sind (leider) menschlich, da der Mensch, einerseits von Neid, Gier oder Hass und andererseits von Angst, Glaube oder Hoffnung getrieben, zu feindseligen oder missbräuchlichen Handlungen neigt.

Wann ist ein Mensch (wirklich) selbstbestimmt oder (eher) fremdbestimmt?

Diese Frage können viele, in Beziehungen durchaus empathische Menschen für sich nicht (ehrlich) beantworten – nicht aus Unwissen, sondern aus einer Fremdbestimmung heraus, die aus Angst zugelassen wurde. Denn dem eben erwähnten aristotelischen Gedankengut entsprechend, gilt zu oft: «Loyal zu sein ist wichtiger als die Wahrheit zu sagen». Weshalb ist das so?

«Wenn auf der Erde die Liebe herrschte,
wären alle Gesetze entbehrlich.»

Aristoteles (384-322 v.Chr.)

3 *Einleitende Bemerkungen und Denkanstoss*

Die Menschheit verfügt seit der Erfindung und der weltweiten Einführung des «World Wide Web» über ein Instrument, welches die Suche nach Wissen massgeblich vereinfacht. In den folgenden Kapiteln wird aufgezeigt, dass im Internet neben nützlichen und interessanten Informationen auch viele nicht offensichtliche Gefahren im Sinne von manipulativ gesteuerten (Fehl-)Informationen mit dem Ziel der Bereicherung enthalten sind. Dabei sei auf die unzähligen Fälle von SPAM, Phishing Mails oder den unlauteren Verkauf von Produkten verwiesen.

Für die nachfolgenden Ausführungen wurden unterschiedlichste Quellen verwendet, wie Beobachtungen und Berichte über «Kriminelle» oder von «Kriminellen» selbst. In den erwähnten neuen Medien (Dokumentarberichte auf Youtube und anderen Foren u.ä.) standen auch unzählige «audiovisuelle» Quellen zur Verfügung, die als Ergänzungen der Informationen aus der Fachliteratur das Gesamtbild vervollständigen. Ausserdem dienten Gespräche mit unterschiedlichsten – vornehmlich ehrlichen und empathischen – Mitmenschen (Anwälten, Richtern, Polizisten, Ärzten, Psychiatriepflegern, Verkäufern, Geschäftsführenden, Gefängnismitarbeitenden, Psychologen, Philosophen, Soziologen, Historikern, Informatikverantwortlichen, Feuerwehrleuten, Rettungsdienstmitarbeitenden, Politikern und vielen mehr) dazu, das Thema aus verschiedenen Blickwinkeln zu reflektieren. Durch die Fülle der Informationen, die dabei anfiel, war in vielen Fällen eine eindeutige Zuordnung der Quellen (Menschen, Bücher, Inhalte aus dem Internet etc.) nicht (mehr) möglich. Einige Inhalte wurden daher im jeweiligen Kontext weitgehend übernommen und nur geringfügig ergänzt. Eindeutige Quellen wurden nach bestem Wissen und Gewissen wahrheitsgetreu wiedergegeben. Auf eine Überprüfung der Quellen von Quellen wurde verzichtet, es sei denn, es lag ein offensichtlicher Widerspruch vor.

Dabei wurde darauf Wert gelegt, möglichst einfache und wenige komplexe akademische Quellen zu verwenden. Bei Bedarf lässt sich anhand der entsprechenden Hinweise in der angegebenen Literatur oder im Internet weiter nachlesen. Die wichtigsten Quellen sind im Kapitel 8 festgehalten. Zudem sind im Kapitel 7.10 einige Quellen auch als «BeeTags» für die gedruckte Version und als Links für eBook oder PDF-Varianten angegeben. Im Kapitel 9 werden in einem Glossar die wichtigsten verwendeten Fachbegriffe auf der Grundlage verschiedenster fachlicher Quellen erklärt.

Die in diesem Buch dargelegten Feststellungen erheben keinen Anspruch auf Wissenschaftlichkeit. Es soll bewusst reflektiert und auf Fakten hingewiesen sowie letztlich auch ein wenig provoziert werden. Stellvertretend für viele der nachfolgenden Provokationen sei an dieser Stelle an das prominente Beispiel eines berühmten Hochstaplers namens Karl-Theodor Maria Nikolaus Johann Jacob Philipp Franz Joseph Sylvester Freiherr von und zu Guttenberg erinnert, der durch alle Böden der Unwahrheit hindurch sein Plagiat verteidigte. Eine eindrückliche Dauerlüge, welche letztlich – dank des Internets – der Wahrheit weichen musste. Die nachfolgenden Überlegungen sollen auch als Grundlage dienen, um die Plagiate der (1%) Autoren, welche ihre Ausführungen in einem pseudowissenschaftlichen Kontext erstellt haben, zu entlarven respektive Hinweise auf Plagiate besser zu erkennen. Damit soll ein kritisches Hinterfragen angeregt werden, um in schwierigen Situationen im Umgang mit dem 1% gewappnet zu sein und negative Erfahrungen nicht erdulden zu müssen, sondern vermeiden zu können.

Immer weniger Menschen lesen heute aufgrund der permanenten und allgegenwärtigen Verfügbarkeit von Online-Quellen noch Bücher. Beobachtungen in öffentlichen Verkehrsmitteln belegen dieses Phänomen. Weiter fällt auf, dass vor allem die jüngeren Generationen die Lektüre von anspruchsvollen und über 200 Seiten umfassenden Büchern vermeiden. Möglicherweise liegt die Ursache darin, dass ein durchschnittlicher Leser rund 150 bis 250 Worte pro Minute zu verarbeiten vermag, wobei der zu lesende Text dabei nicht zu kompliziert sein darf. Daher wurde beim Schreiben des vorliegenden Buches darauf geachtet, dass es insgesamt weniger als 160 Seiten und nicht mehr als 36‘500 Worte (inkl. Anmerkungen) umfasst. So sollte es möglich sein, sich beim Lesen dieses Buches in rund einem halben Tag mit der Frage auseinandersetzen zu können, weshalb die Geschichte sich immer wiederholt und wie resp. wieso Menschen zu unfassbaren Taten fähig sind.

Alle Menschen, welche einen nachhaltigen Einfluss auf die nachfolgenden Gedanken hatten, werden in einem alphabetischen Verzeichnis festgehalten. Dabei werden vor allem Wissenschaftler, Schriftsteller, Satiriker, Mitglieder von Musikbands, Filmschaffende aber auch Despoten erwähnt. Wenn darunter auch einige Personen mit einer äusserst unrühmlichen «menschlichen» Leistung erwähnt werden, so war oder ist deren Wesen für die Wiederholung der Geschichte und damit für die nachfolgenden Erklärungen von wesentlicher Bedeutung. Die Liste der Protagonisten und Antagonisten erhebt keinen Anspruch auf Vollständigkeit. Ihr Wirken war jedoch für die in diesem Buch entwickelten Erkenntnisse massgeblich.

In dem im Jahre 2011 mehrfach prämierten ARD-Dokumentarfilm «Die Macht des Unbewussten/das automatische Gehirn» wird die aktuelle Hirnforschung zum genannten Thema erläutert. Darin wird beschrieben, dass rund 90% der menschlichen Handlungen im Unterbewusstsein stattfinden. Dieses (Unbewusste) wird durch die Umwelt, vor allem auch durch die (neuen) Medien und deren Inhalte beeinflusst. So stellt sich die Frage, welche Auswirkungen dies auf unser tägliches Leben im Miteinander, Füreinander oder eben Gegeneinander hat.

In «The Bad Seed» (engl.: die böse Saat), einer Novelle aus dem Jahr 1954, macht William March eine Feststellung, mit der die Menschen und somit auch die Menschheitsgeschichte recht genau erklärt wird:

«Gute Menschen sind nur selten misstrauisch: Sie können sich nicht vorstellen, dass jemand etwas tut, wozu sie selbst nicht imstande wären; für gewöhnlich akzeptieren sie die unspektakuläre Lösung als die beste und lassen damit die Dinge auf sich beruhen. Dazu kommt, dass ein normaler Mensch dazu neigt, sich einen ‚Psychopathen' als jemanden vorzustellen, dessen Erscheinung ebenso monströs ist wie seine Psyche – aber kaum etwas könnte weiter von der Wahrheit entfernt sein. (...) Diese Monster des Alltags hatten für gewöhnlich ein normaleres Aussehen und Verhalten als ihre tatsächlich normalen Brüder und Schwestern; sie präsentierten ein überzeugenderes

Bild der Tugend als die Tugend selbst – ähnlich der wächsernen Blüte einer Rose oder dem künstlichen Pfirsich, die dem Auge viel perfekter erscheinen als das mit Makeln behaftete Original, nach dessen Vorbild sie modelliert worden sind.»

Viele oder sogar die meisten Menschen im deutschen Sprachraum verbinden mit dem Wort «Psychopath» das Bild eines Menschen, das massgeblich durch die Filmindustrie geprägt wurde. Dabei wird insbesondere mit Alfred Hitchcocks «Psycho» (1960), Milos Formans «Einer flog über das Kuckucksnest» (1975) oder mit Jonathan Demmes «Das Schweigen der Lämmer» (1991) ein sehr eigensinniges angsteinflössendes Bild dargestellt. Das in der erwähnten Novelle von March beschriebene Bild der Tugend entspricht ausserdem der Redewendung des «Wolfs im Schafspelz». Dabei stammt diese Metapher womöglich aus einer Predigt im Neuen Testament: «Hütet euch aber vor den falschen Propheten, die in Schafskleidern zu euch kommen, inwendig aber sind sie reissende Wölfe».

Wie lassen sich nun schwer fassbare Begegnungen oder schwierige Zeiten mit solchen «Wölfen» erklären, ohne dass die Komplexität der Frage eine nachvollziehbare Antwort verunmöglicht?

Um die Geschichte der Menschheit und das ihr zugrunde liegende menschliche Verhalten verständlicher zu machen, werden im Folgenden solche konfliktträchtige zwischenmenschliche Muster anhand einiger stellvertretender Beispiele aus dem Alltag näher beleuchtet. Es sollen mögliche Ursachen für solche Verhaltensweisen aufgezeigt sowie Antworten für Betroffene oder künftige Betroffene darauf gefunden werden, wie solche schädliche Beziehungen präventiv vermieden, bei Gefahr abgewehrt und im Nachhinein verarbeitet werden können.

«Viele Menschen würden eher sterben als denken.
Und in der Tat: Sie tun es.»
Bertrand Russel (1872-1970)

4 *Alltägliche Gewalt: Geschichten von Menschen*

4.1 Allgemeine Überlegungen

Indem wir uns hinterfragen, forschen wir nach dem, was nicht offensichtlich, aber doch zumindest bewusst oder sogar unbewusst vorhanden sein könnte. Im Zusammenhang und im Umgang mit Menschen stellen sich daher naturgemäss grundsätzliche Fragen:

Weshalb gibt es psychisch gesunde und kranke Menschen? Wann ist überhaupt jemand gesund und wann ist jemand krank? Wieso erleiden so viele Menschen einen Herzinfarkt oder sterben dabei? Gilt der Mensch als krank, wenn er von der Norm abweicht? Wer gibt diese Normen vor und mit welchem Recht?

Wieso bringen sich Menschen gegenseitig oder gar selber um? Warum gibt es Menschen, die Opfer von anderen kriminellen (physischen, psychischen oder wirtschaftlichen) Missbräuchen werden? Wie findet man heraus, ob ein Internetangebot vertrauenswürdig ist oder nicht? Und was zeichnet dabei dessen Urheber (im Folgenden auch «Täter» genannt) aus?

Warum weinen gewisse Kinder mehr als andere? Wie kommt es, dass es Menschen und auch schon Kinder gibt, die aggressiver sind als andere? Warum gibt es Menschen, die einfacher lügen können als andere?

Gibt es eine absolute Wahrheit? Weshalb legen sich alle Menschen ihre eigene Wahrheit zurecht?

Warum kauen gewisse Menschen (Kinder wie auch Erwachsene) ihre Fingernägel oder betäuben sich regelmässig in irgendeiner Art und Weise? Und wie kommt es, dass sie allenfalls damit aufhören?

Gibt es grundsätzliche kulturelle Unterschiede, wenn Menschen aufeinandertreffen oder sind kulturübergreifend gewisse Gemeinsamkeiten feststellbar?

Weshalb sagt man Frauen nach, sie verfügten über mehr Empathie? Und was ist das Gegenteil von Empathie?

Gehören Sie oder gewisse Menschen in ihrem Umfeld zu den netten Menschen oder eher zu den unangenehmen Egomanen? Empfindet das jedermann gleich? Und woher kommen diese Unterschiede?

Die Liste dieser Fragen könnte endlos weitergeführt werden.

Fest steht auf jeden Fall, dass wir beim täglichen Konsum unserer Massenmedien immer wieder mit den durch Menschen verursachten Grausamkeiten des Alltags konfrontiert werden. Es sind nicht nur gesundheitliche Schicksalsschläge, Unfälle oder Naturereignisse, die für das Leid vieler Menschen ursächlich sind. Vielmehr sind es die Menschen, die tagtäglich – im Wissen darum, dass auch sie einmal das Zeitliche segnen werden – ohne rationalen Grund miteinander rivalisieren und sich dabei Schaden zufügen. Auch wenn in fast allen Verfassungen und Religionen mittels Formulierungen von ethischen, moralischen und menschlichen (Glaubens-)Grundsätzen an die «Nächstenliebe» und letztlich die «goldene Regel» appelliert wird, so scheint ein friedliches Zusammenleben der Menschheit vielfach nicht erwünscht zu sein.

4.2 Zehn von unzähligen Beispielen

Menschen entbehren in gewissen Situationen der Menschlichkeit. Das Hinterfragen der Menschlichkeit erscheint dabei aus ethischer Sicht schwierig, da diese Frage im Rahmen des Grundsatzes der Selbstbestimmung nur individuell beantwortet werden kann. Um Menschen – sei ihr Verhalten menschlich oder unmenschlich – besser verstehen zu können, seien nachfolgend exemplarisch zehn von unendlich vielen Beispielen alltäglicher Gewalt aufgeführt. Diese einfachen und offensichtlich täglich überall auf der Welt wiederkehrenden Ereignisse bilden die Grundlagen für die in Kapitel 5 beschriebenen Verhaltensmuster und die damit verbundenen Erklärungen. Die mehrheitlich aus der Deutschschweiz sowie aus Österreich, Deutschland und Kanada stammenden Beispiele sind als geographisch und kulturell unabhängig zu betrachten und somit überall auf der Erde denkbar. Die darin beschriebenen psychopathischen Verhaltensmuster beinhalten jedoch nicht, dass ein Täter auch ein Psychopath sein muss.

a. Schweres Cybermobbing auf Facebook

Folgende Mitteilung aus einer Gratiszeitung[3]: *«Ein krasser Fall von Cybermobbing sorgte Ende 2012 für Aufruhr. Ein Jugendlicher hatte dabei ein Sexvideo von seiner Ex-Freundin mit fast der ganzen Schweiz geteilt. Nach einer ersten Löschung durch Facebook postete der Täter den Film erneut. Auf der Seite entspann sich eine wilde Debatte darüber, wer das Video gepostet hat und wen es zeigt. Dabei wurden nachweislich falsche Personen namentlich der Öffentlichkeit preisgegeben und teils aufs Übelste beschimpft. Laut Personen aus dem Umfeld der gezeigten Frau ging es ihr in der Folge ‚sehr schlecht'. Die Facebook-Seite wurde im Anschluss an diesen Vorfall gelöscht.»*

Diese und ähnliche Mitteilungen beschäftigen nicht nur die Justiz, sondern jeden Leser. Dabei könnte jeder selbst oder jemand Vertrauter aus dem Bekannten- oder Freundeskreis ein potentielles Opfer sein. Es wird davon ausgegangen, dass solche Fälle weit häufiger vorkommen als sie bekannt werden. Die Dunkelziffer ist, wie gemeinhin bekannt, hoch.

Daher stellt sich die Frage: Welches ist der Beweggrund für Cybermobbing? Welche Anzeichen muss man wahrnehmen, um nicht in die Falle zu geraten? Wie kann man sich dagegen wehren?

b. Mit betrügerischen UBS- und anderen Mails auf Opferfang

Aus einer Gratiszeitung[4] war zu entnehmen: *«Im Kanton Schwyz kursieren derzeit Betrügermails mit dem Absender der Grossbank UBS. Diesem E-Mail folgt in der Regel der Telefonanruf eines vermeintlichen Bankmitarbeiters. Es gibt nur eines: Finger davon lassen!»*

---

[3] 20minuten online. Schweres Cybermobbing auf Facebook. Abgerufen am 5.12.12 unter: http://www.20min.ch/digital/dossier/facebook/story/29484258

[4] 20minuten online. Mit betrügerischen UBS-Mails auf Opferfang. Abgerufen am 2.1.13 unter: http://www.20min.ch/finance/news/story/12150990

Eine Mail umfasste folgenden Inhalt:

Von:	*"UBS AG" ch@ubs.com*
Datum:	*Mittwoch 26. Dezember 2012 13:38*
An:	*"undisclosed-recipients:"*
Betreff:	*[Norton AntiSpam]Benachrichtigung bei UBS*

Sehr geehrter Kunde

Der Konzern nutzt eine Menge Aufmerksamkeit und Sorgfalt für die Sicherheit und Integrität aller unserer Bankkonten.

Wir sollten hiermit möchten Sie bitten, folgendes zu beachten: Im vergangenen Jahr, UBS, zusammen mit vielen anderen Schweizer Banken, das Ziel der weit verbreiteten Internet-Betrug. Deshalb haben wir in den letzten Monaten ein grosses Projekt zur Internet zum Leben zu bekämpfen gestartet. Alle Online-Bankkonten sollten mit einem neu entwickelten Sicherheits-System, verdächtige Bewegungen und Progressionen auf Ihrem Online-Bankkonto erkennen und sofort zu beheben kombiniert werden.

Zu Ihrer Sicherheit wurde zu Ihrem Online-UBS-Konto verursacht worden war mit dem neu entwickelten Sicherheits-System eingestellt. Bitte nehmen Sie sich 5-10 Minuten, um das Sicherheits-Update abzuschliessen.

Deshalb verwend Sie bitte folgenden Link: HIER KLICKEN

Nach dem Update wird ein Mitarbeiter der UBS Ihnen in Verbindung setzen, um den gesamten Prozess zu diskutieren und zu vervollständigen. Wenn der Prozess abgeschlossen ist, sind sie wie gewohnt Online-Banking bei der UBS zu verwenden.

Wir danken Ihnen im Voraus für Ihre Kooperation.

Mit freundlichen Grüssen

© UBS 1998-2013. Alle Rechte vorbehalten

Interessant ist dabei die fehlerhafte Grammatik. Weshalb sind eigentlich vermeintlich vertrauenswürdige Mitteilungen mit solchen Fehlern behaftet?

Beim sogenannten «Phishing» handelt es sich um (teilweise erfolgreiche) Versuche, über gefälschte Webseiten, E-Mails oder Kurznachrichten an Daten eines Internetbenutzers zu gelangen und damit Identitätsdiebstahl zu begehen.

Ein weiteres der unzähligen Beispiele eines «gephishten Accounts» macht(e) wiederholt die Runde:

Von:	*NAME DES GEPHISHTEN Accounts*
Datum:	*....*
An:	*"undisclosed-recipients:"*
Betreff:	*Hilfe*

Ich bin zur zeit im Ausland und habe meine Tasche verloren samt Reispass und kreditkarte. Die botschaft ist bereit, mich ohne meinen Pass fliegen zu lassen. Ich muss nur noch für mein ticket und die hotelrechnungen zahlen. Leider habe ich kein Geld dabei, meine kredit karte könnte helfen aber die ist auch in der Tasche. Ich habe schon kontakt mit meiner Bank aufgenommen, aber sie brauchen mehr zeit, um mir eine neue zu schicken. Ich wollte dich fragen ob du mir ein bisschen Geld so schnell wie möglich leihen kannst. Ich gebe es dir zurück sobald ich da bin. Ich muss unbedingt den nächsten Flug bekommen. Du kannst mich durch e-mail oder durch die Hotel Reception erreichen kann unter di nummer +447024030611.

Ich warte auf deine Antwort...

Xxx (Name des Absenders)

Bemerkenswert ist die Tatsache, dass es immer wieder gutmütige Menschen gibt, die auf eine solche Anfrage reagieren und als Opfer enden. Bei der Recherche im Internet nach der Nummer +447024030611 findet man unzählige Menschen, die einen (selbstverschuldeten) Schaden zu beklagen hatten. Dabei stellt sich die Frage, weshalb dies überhaupt möglich ist.

c. *Herz und Geld an Heiratsschwindler*

In der grössten Schweizer Boulevardzeitung[5] war folgende Geschichte zu finden: «*Er gab sich als Hedgefond-Tycoon aus, eroberte ihr Herz und stahl ihr Geld. Nina Siegenthaler (37) hat 893'000 Franken an den Briten Alistair Stewart (53) verloren. Sie ist nicht sein einziges Opfer.*»

Weiter kann dem Artikel entnommen werden: «*Nach sechs Monaten hat der Brite sein Opfer soweit: Nina Siegenthaler überweist ihm ihr Erspartes. Angeblich will er das Geld für sie anlegen. Grosszügig lädt er die Schweizerin nach London ein. Sie shoppen bei Harrods. Das alles bezahlt der Heiratsschwindler von ihrem Geld. Man glaubt nicht, dass einem so etwas passieren kann, sagt Nina Siegenthaler. Er hat mit meinen Gefühlen gespielt.*»

Wie kann es dazu kommen, dass eine wohlhabende und gebildete Frau mit nahezu 40 Jahren sich so ausnehmen lässt?

d. *Susanne Klatten ist zufrieden mit dem Urteil*

Ähnlich wie der Fall von Nina Siegenthaler konnte nebst der einschlägigen Boulevardpresse der Schweiz aus einer grossen deutschen Zeitung[6] folgende Mitteilung entnommen werden: «*Er hat sie um 9,4 Millionen Euro betrogen und ihre Zuneigung ausgenutzt: Helg Sgarbi. Die Milliardärin Susanne Klatten zeigte sich nach Medienberichten zufrieden mit dem Urteil gegen ihren Erpresser und ehemaligen Liebhaber. Offen ist noch, ob die Milliardärin Schadenersatz fordern will.*»

Wie ist es möglich, dass eine äusserst erfolgreiche Geschäftsfrau sich von einem «Casanova» ausnützen lässt? Weitere Recherchen zum besagten Täter decken auf, dass er in den Jahren zuvor schon andere – darunter eine über

---

[5] Blick online. Schweizerin verlor ihr Geld und Herz an Heiratsschwindler. Abgerufen am 28.11.2012 unter: http://www.blick.ch/news/schweiz/893-000-franken-weg-schweizerin-verlor-ihr-herz-und-geld-an-heiratsschwindler-id2120277.html

[6] DIE WELT online. Susanne Klatten ist zufrieden mit dem Urteil. Abgerufen am 9.3.2009 unter: http://www.welt.de/vermischtes/article3347142/Susanne-Klatten-ist-zufrieden-mit-dem-Urteil.html

80-jährige, sehr wohlhabende Frau aus Monaco – verführt und betrogen hatte. Dabei vermochte er seinen Opfern viel Geld abzunehmen.

e. *Ehemaligen Formel-1-Weltmeister reingelegt*

In der grössten Boulevardzeitung der Schweiz[7] war folgende Geschichte zu lesen: «*VADUZ FL - Der ehemalige Formel-1-Weltmeister Niki Lauda hat am Mittwoch vor Gericht in Vaduz im Prozess gegen den Gründer der gescheiterten Money Service Group ausgesagt. Auch der Österreicher wurde vom mutmasslichen Anlagebetrüger über den Tisch gezogen.* Des Weiteren wird festgehalten, dass der Angeklagte *selbstsicher aufgetreten sei und überzeugend gewirkt habe.*»

Wie kann sich ein dreifacher Formel 1-Weltmeister mit 171 Starts, 25 Siegen, 54 Podestplätzen und insgesamt 1'590 Führungsrunden auf über 7'055 km mit so viel Abgeklärtheit einem Betrüger ausliefern?

f. *Die Direktorin von Zürich Tourismus geht per sofort*

Aus der grössten Zürcher Tageszeitung[8] war im Jahr 2012 zu entnehmen: «*Marlis Ackermann konnte Unruhe und Abgänge bei Zürich Tourismus nicht stoppen. Jetzt verlässt die Direktorin die Organisation.*»

Weiter hiess es: «*Es sei keine einseitige Trennung, sondern ein einvernehmliches Auflösen des Arbeitsvertrages, sagt Elmar Ledergerber, Präsident von Zürich Tourismus. In der Medienmitteilung wird als Grund ,unterschiedliche Auffassungen über die Führung der Organisation' angegeben. Ausgedeutscht: Die 47-jährige Marketingfachfrau ist nach 17 Monaten im Amt über ihren Führungsstil gestolpert. Mitarbeiter hatten kritisiert, sie würden keine Kompetenzen und Gestaltungsmöglichkeiten erhalten. Die Chefin*

[7] Blick online. Anlagebetrüger legt ehemaligen Formel-1-Weltmeister rein. Abgerufen am 17.10.2012 unter: http://www.blick.ch/news/wirtschaft/anlagebetrug-anlagebetrueger-legt-ehemaligen-formel-1-weltmeister-rein-id2071229.html

[8] Tages Anzeiger online. Die Direktorin von Zürich Tourismus geht per sofort. Abgerufen am 15.5.2012 unter: http://www.tagesanzeiger.ch/zuerich/stadt/Die-Direktorin-von-Zuerich-Tourismus-geht-per-sofort/story/14232495

reisse alles an sich und wolle alles kontrollieren. Ackermann wies diese Kritik zurück. Sie führe ‚situativ' und passe ihren Stil dem ‚Reifegrad' und den ‚Fähigkeiten' der Mitarbeiter an, sagte sie letztes Jahr gegenüber dem TA. Und kritisierte dabei ihren Vorgänger Frank Bumann, der einen ‚Laissez-faire-Führungsstil' gepflegt habe. Fast 40% der Mitarbeiter haben die Organisation letztes Jahr verlassen. Kurz vor und nach Ackermanns Amtsantritt haben sieben von acht Kadermitarbeitern gekündigt, einzelne wurden auch entlassen.»

Interessant dabei ist, mit welcher Arroganz hier öffentlich über den «Reifegrad» anderer Menschen geurteilt und Kritik am Vorgänger geäussert wird. Die wenigsten Menschen hätten wohl hier so schamlos ihre Meinung abgegeben. Weitere Ausführungen zeigen auf, wie hoch die Kosten von Fehlverhalten in der Personalführung ausfallen. Neben dem verlorenen «Knowhow» fallen insbesondere Abgangsentschädigungen, Kosten für Outplacement und oftmals sonstige juristische Aufwendungen an. Beim darauffolgenden Stelleninserat für diese Vakanz fiel auf, dass vornehmlich hohe Ansprüche an die Sozialkompetenz gefordert waren.

Dass auch dieser Fall alles andere als ein Einzelfall ist, belegen die regelmässigen Mitteilungen über Missstände in den unterschiedlichsten Organisationen, vornehmlich in Verwaltungen oder verwaltungsnahen Betrieben. Naheliegend dürfte dabei die vielfach vertretene Auffassung sein, wonach Missmanagement kaum Auswirkungen auf das durch den Steuerzahler finanzierte Gemeinwesen habe. Anders dürfte sich ein solches Gebaren in einer KMU auswirken, da kriminelles Verhalten meist einen Konkurs oder eine Sanierung zur Folge hat.

g. *Tochter belastet Klaus Kinski schwer*

Anfangs 2013 wurde in der grössten Zürcher Tageszeitung[9] folgende Meldung publiziert: *Pola Kinski behauptet im «Stern», als Kind von ihrem Vater vergewaltigt worden zu sein.* Weiter wird ausgeführt: *Die heute 60-Jährige, die dieses Frühjahr eine Biografie namens «Kindermund» veröffentlich hat, sagte heute gegenüber dem deutschen Magazin «Stern», sie sei von ihrem Vater vom 5. bis zum 19. Lebensjahr sexuell missbraucht worden.*

«Er hat sich einfach genommen, was er wollte. Er hat sich über alles hinweggesetzt. Auch darüber, dass ich mich oft gewehrt habe und gesagt habe: ‚Ich will nicht'. Das war ihm egal. Er hat sich einfach genommen, was er wollte», sagte die älteste Tochter des Schauspielers, der mit der Darstellung von psychopathischen Figuren in Filmen wie «Aguirre» oder «Fitzcarraldo» weltberühmt wurde.

Kinski habe ihr Gewalt angetan, sie vergewaltigt, sie aber auch mit Luxus überschüttet. «*Er leistete sich ein kleines Sexualobjekt, das er auf Seidenkissen bettete*», so Kinski weiter. «*Wenn ich ihn in Filmen gesehen habe, fand ich immer, dass er genauso ist wie zu Hause.*» Ihre ganze Kindheit über habe sie mit einem permanenten Gefühl von Angst vor den Ausbrüchen ihres Vaters gelebt. Ihr neues Buch habe sie auch verfasst, um sich der allgegenwärtigen Kinski-Vergötterung entgegenzustellen.

Wie konnte sich ein Mensch wie Klaus Kinski über Jahre ohne Widerstand des Umfeldes so verhalten? Eindrücklich sind auch Kinskis Wutausbrüche, welche er bei Dreharbeiten oder bei Interviews mit Journalisten hatte. Ebenfalls äusserst interessant, leider auch bedenklich, ist das kollektive (Fehl-) Verhalten des Publikums anlässlich einer Talkshow im Jahr 1977, bei welcher Reinhard Münchenhagen mit Klaus Kinski und Manfred Krug in der Sendung «Je später der Abend» sprach. Dabei vermochte Klaus Kinski innert weniger Sekunden, alle Anwesenden – sogar einen leicht überforderten, aber

9 Tages Anzeiger online. Tochter belastet Klaus Kinski schwer. Abgerufen am 9.1.2013 unter: http://www.tagesanzeiger.ch/kultur/theater/Tochter-belastet-Klaus-Kinski-schwer/story/27303127?track

vermeintlich abgeklärten Talkmaster – gegen einen einzigen Zuschauer aufzuhetzen[10].

Wie kann es sein, dass selbst der Moderator, der für eine faire Grundhaltung aller Beteiligten einstehen müsste, den Aggressor Kinski nicht in die Schranken verwies?

h. Vergewaltigung und Cybermobbing

Im April 2013 war aus der grössten Zürcher Tageszeitung[11] Folgendes zu entnehmen: *Die 17-jährige Kanadierin Rehtaeh P. wurde vergewaltigt und monatelang im Internet gemobbt. Sie beging Suizid. Nachdem die Polizei lange erklärte, sie könne nichts unternehmen, wird der Fall nun neu aufgerollt.*

In den kanadischen Fall hat sich offenbar eine der Hackergruppe Anonymous nahestehende Gruppe eingeschaltet. In einer am Freitag veröffentlichten Erklärung erklärte die Gruppe, sie habe «mehrere öffentliche Erklärungen» von einem der mutmasslichen Vergewaltiger, in denen dieser zugebe, Sex mit dem Mädchen gehabt zu haben, während sie betrunken war. Die Gruppe hatte angekündigt, die Namen von vier Männern zu veröffentlichen, gegen die in dem Fall ermittelt werde, sollte die Polizei die Ermittlungen nicht wieder aufnehmen.

Wie kann es sein, dass ein junges Mädchen von ihrem gesamten Umfeld einfach ohne erklärbaren Grund fallen gelassen wird? Ist es vielleicht am Ende sogar so, dass sich die meisten Menschen mit dem Täter identifizieren anstatt sich für die Opfer einzusetzen?

---

10 © WDR (1977). Abrufbar im Kapitel 7.10 «Audiovisuelle Quellen» Seite 137, Nummer 10.

11. Tages Anzeiger online. Vergewaltigung und Cybermobbing zerstörten ihr Leben. Abgerufen am 13.4.2013 unter: http://www.tagesanzeiger.ch/panorama/vermischtes/Vergewaltigung-und-Cybermobbing-zerstoerten-ihr-Leben/story/25203054

i. Hochstapler bestellte einen 39-Millionen-Jet

ZÜRICH[12] *- Mal tritt er als Milliardär auf, mal als Erfinder, mal als Investor: Seit mehr als drei Jahrzehnten führt der Zürcher Anton Sch. ein Luxusleben – auf Pump.*

Zum vorerst letzten Coup schlüpfte Anton Sch. (54) in seine Paraderolle. Der Hochstapler aus dem Kanton Zürich gab sich als Milliardär aus und tat, was er am besten kann: Menschen täuschen. Beim Chef der österreichischen Fluggesellschaft JetAlliance orderte er einen Businessjet vom Typ Falcon im Wert von 39 Millionen Franken. Geld, das er nie zahlte und auch nie hatte. Deshalb musste sich der Lebemann kürzlich vor dem Strafgericht Schwyz verantworten. Er habe ein komplexes Lügengebäude errichtet, so der Staatsanwalt. Zentrale Elemente dabei: grossspuriges Auftreten, Vorspiegeln internationaler Kontakte, falsche Angaben zu persönlichen und finanziellen Verhältnissen. So auch im Fall JetAlliance. Da gab er sich als Mitbesitzer von Brasiliens grösstem Reisebüro aus. Versprach, er wolle sich mit über zehn Millionen Franken an der Flugfirma beteiligen. Prompt wurden ihm ein BMW und ein Büro zur Verfügung gestellt, selbstverständlich gratis.

Nannte sich Doktor, plante Luxushotel

Mit dem BMW reiste er nach Polen. Nannte sich Doktor und erzählte einer Frau, ihm sei auf einer Toilette das Portemonnaie geklaut worden. Die Dame half ihm mit 2'000 Euro aus. Nächste Station: ein Luxusquartier in der Nähe von Wien. Dort gab Sch. vor, eine Wohnung kaufen zu wollen. Kostenpunkt: 1,74 Millionen. Den Maklern erzählte er, seinen Wohnsitz in die Nähe von Wien verlegen zu wollen. In seiner alten Heimat Südamerika sei er entführt worden, die Gangster hätten ihm die Hoden abgeschnitten. Weiter ging es nach Bayern. Im Dorf Pleiskirchen östlich von München übernahm Anton

[12] Blick online. Diesmal bestellte er einen 39-Millionen-Jet. Abgerufen am 30.6.2013 unter: http://www.blick.ch/news/schweiz/zuerich/der-frechste-hochstapler-der-schweiz-diesmal-bestellte-er-einen-39-millionen-jet-id2356177.html

Sch. das Golfplatz-Restaurant und kündigte an, mit Hilfe brasilianischer Investoren ein Luxushotel zu bauen. Architekten zeichneten Pläne, der Gemeinderat änderte den Flächennutzungsplan. Schaden: Rund 75'000 Franken.

Über zwei Jahre Gefängnis

Im März 2012 machte sich Sch. aus dem Staub. Die Kasse mit über 10'000 Franken, so das Gericht, nahm er mit an die spanische Costa Blanca. Dort täuschte er vor, ein Hotel kaufen zu wollen, liess aber den Termin beim Notar platzen. Auch diverse Yachten liess er sich zeigen. Der Händlerin erzählte er, gerade Leukämie überlebt zu haben. Nun wolle er sich mit einem schönen Boot belohnen. Sch. entschied sich für das Modell Sunseeker (Sonnensucher) – über eine halbe Million Franken teuer. Das Gericht verurteilte Anton Sch. zu zweieinhalb Jahren Gefängnis. Ein weiterer Meilenstein in seiner über 30-jährigen Betrügerkarriere. Doch bisher liess sich der Hochstapler auch durch den Knast nicht läutern. Er versprach, für die Schäden aufzukommen. Die Zusicherung ist kaum mehr wert als alle anderen Lügengeschichten.

Wie kann es sein, dass ein Mensch immer wieder neue Opfer findet, die auf ihn reinfallen?

j. Väter schändeteneigene Kinder

Die schlimmsten Täter[13] *kamen aus der Schweiz: der Glarner Bernhard. B. (41) und Daniel R. (35) aus dem Thurgau.*

Die Anklageschrift der Staatsanwaltschaft Frauenfeld ist 18 Seiten lang. Ein schockierendes, schier unfassbares Dokument. Es beschreibt die Taten zweier Männer. Sie sind Väter – ein Glarner IT-Fachmann namens Bernhard B und ein Deutscher mit Wohnsitz im Thurgau, Verkaufsleiter Daniel R. Sie

[13] Blick online. Sie schändeten eigene Kinder und tauschten sie untereinander. Abgerufen am 14.7.2013 unter: http://www.blick.ch/news/schweiz/ostschweiz/die-monster-vaeter-sie-schaende-ten-eigene-kinder-und-tauschten-sie-untereinander-id2372567.html

missbrauchten ihre Söhne (6 und 7) auf schlimmste Art und Weise. Dann fotografierten sie die Buben, stellten die Bilder ins Internet und boten sie anderen Männern zum Sex an: etwa zehn Kinderschändern eines internationalen Rings. Nach aussen führten B. und R. ein unauffälliges Leben. Der Glarner B. war Samariter bei der Feuerwehr und von zu Hause aus tätig. Seine Frau arbeitete auswärts; er passte als Hausmann auf die Kinder auf – dabei beging er die Verbrechen.

Sie betäubten die Buben

Daniel R. hatte Bernhard B. in einem Online-Forum für Pädophile kennengelernt. Bald trafen sich die beiden regelmässig. Die Söhne waren stets dabei; mal in der Wohnung des Deutschen, mal bei B. Sie betäubten die Buben teils mit K.-o.-Tropfen. Dann missbrauchten sie sie. Selbst als der Sohn von Bernhard B. bei einem Treffen kollabierte, liess der andere nicht von dem Kind ab. Statt wie normale Väter das Wohl des Kindes über alles andere zu stellen, trat der Deutsche im Internet als «Dad of Spain» in Erscheinung. Einer der Kinderschänder, an den er seinen Sohn verkaufte, war laut Anklageschrift der italienische Lehrer Pietro M. (32). Als Tatort, so die Ermittler, diente R.s Wohnung in Eschlikon TG. «Am folgenden Morgen übergab M. dem Beschuldigten vor seiner Rückreise am Bankomaten in Eschlikon vereinbarungsgemäss für die sexuellen Handlungen (...) die Summe von 300 Euro», schreibt der Staatsanwalt.

Wie können Menschen nur zu solchen Gräueltaten fähig sein? Was treibt sie an? Kann dies jedem Menschen widerfahren?

4.3 Hinterfragung (als Ergebnis der Wissenschaft)

Robert Hare, 1934 in Calgary, Alberta geboren, ist ein kanadischer Kriminalpsychologe und emeritierter Professor der University of British Columbia. In seinem Buch «Without Conscience: The Disturbing World of the Psychopaths Among Us» (übersetzte Version: «Gewissenlos: Die Psychopathen unter uns») findet sich auf Seite 5 folgender Text:

Psychopathische Mörder sind nach gängiger Rechtsprechung und psychiatrischer Praxis nicht verrückt. Ihre Taten entspringen nicht einer gestörten Psyche, sondern einem kühl berechnenden Kalkül in Verbindung mit einer beklemmenden Unfähigkeit, andere als denkende und fühlende Mitmenschen zu behandeln. Derartig moralisch unverständliches Verhalten einer scheinbar normalen Person erzeugt Verwirrung und Hilflosigkeit. So beunruhigend das auch sein mag, müssen wir an dieser Stelle doch darauf achten, den grösseren Zusammenhang nicht aus den Augen zu verlieren, denn die meisten Psychopathen spielen ihr böses Spiel ohne Leute umzubringen. Konzentriert man sich allzu sehr auf die brutalsten und schlagzeilenträchtigsten Beispiele ihres Verhaltens, läuft man Gefahr, das grosse Bild nicht mehr zu sehen. Psychopathen, die nicht morden, aber unser geregeltes Leben stören. Die Gefahr, seine Ersparnisse an einen wortgewandten Schwindler zu verlieren, ist sehr viel grösser als von einem Killer mit stählernem Blick ermordet zu werden.

Die obigen Aussagen von Robert Hare sind auch in den oben beschriebenen Beispielen allgegenwärtig. Unzählige Bücher handeln vom Leid solcher Opfer. Auch die endlosen Foren im Internet, in denen hilfesuchende Mitmenschen um Rat bitten, verdeutlichen diese Tatsache. Die ausgeprägten psychopathischen Charakterzüge gewisser Menschen hinterlassen dabei eine Schneise der Verwüstung (Leid, materieller Verlust, Abgeschlagenheit bis hin zu Selbstmord).

Überall, wo verbale oder nonverbale Kommunikationen möglich sind, finden sich unzählige Beispiele solcher «vernichtender» zwischenmenschlicher Beziehungen. Neben der Kunst sind sie vornehmlich in der Literatur, im Theater, in Filmen, in der Musik und in Comics zu finden. An dieser Stelle seien stellvertretend Goethes «Faust», die Figur von «Tullius Destructivus» bei Asterix und Obelix, «Die Bekenntnisse des Hochstaplers Felix Krull» von Thomas Mann, «Hamlet» von Shakespeare oder Monty Pythons «The Meaning of Life» erwähnt. Die Liste könnte schier endlos ergänzt werden.

Viele Fach- und Sachbücher beschreiben das Phänomen des Bösen auf wissenschaftliche oder erzählende Art und Weise. Was die Täter der erwähnten zehn Beispiele auszeichnet und wie die mit ihnen im Zusammenhang stehenden «kriminellen Handlungen» zwischen Täter und Opfer entstehen, wird in den folgenden Kapiteln eingehend beschrieben.

«Dem guten Frager ist schon halb geantwortet.»
Friederich Nietzsche (1844-1900)

«Wer die Wahrheit hören will,
den sollte man vorher fragen, ob er sie ertragen kann.»
Ernst R. Hauschka (1926-2012)

Voilà le ministère public qui vous dit des choses très désagréables ...
Tâchez-donc de pleurer au moins d'un œil ... ça fait toujours bien!

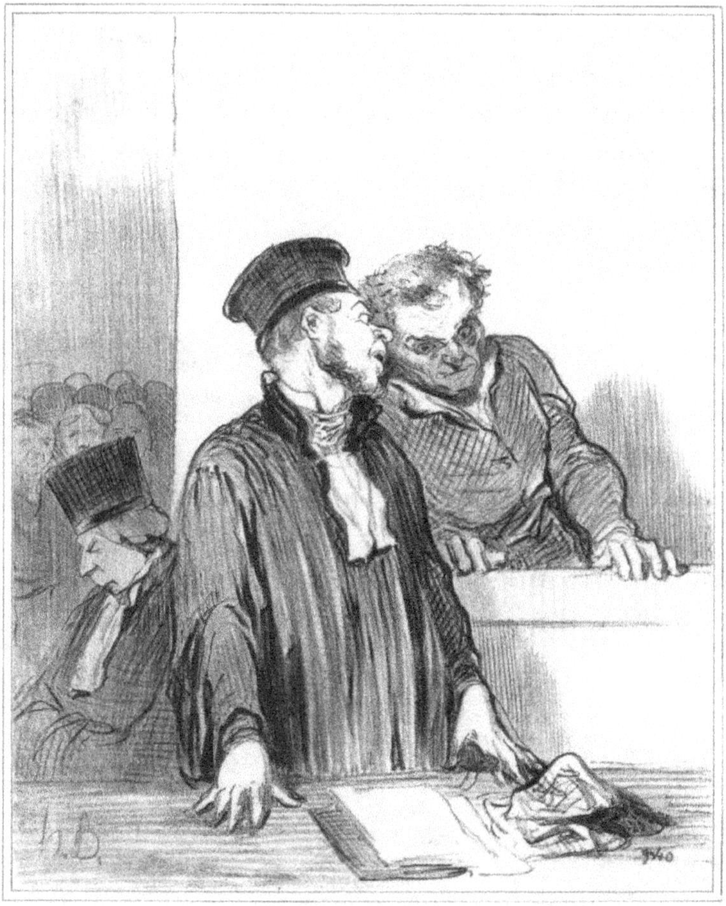

Da wirft Ihnen der Staatsanwalt ja ganz unangenehme Dinge vor ...
versuchen Sie wenigstens, eine einzige Träne zu vergiessen ...
das macht sich immer gut ...

Honoré Daumier (1808-1879): Les gens de justice, Radierung (1846)

5 *Opfer / Täter: Die Erörterung der Geschichte(n)*

5.1 Einzigartige Menschen

Jeder Mensch hat (s)eine eigene Geschichte und (diese) ist dabei einzigartig. Je nach Sicht der Dinge kann (s)ein Verhalten dabei als korrekt oder nicht korrekt beurteilt werden. Soll das jeweilige Verhalten von Tätern gegenüber ihren Opfern besser verstanden werden, gilt es, mögliche Ursachen für solch antisoziales (sozial unangepasstes) Verhalten zu verstehen. Denn ein Täter ist sich seines Unrechts möglicherweise gar nicht wirklich bewusst, da es in seinem Wesen, also seiner Persönlichkeit, verankert ist. In den folgenden Ausführungen geht es darum, antisoziale Verhaltensmuster unter Menschen zu beurteilen, jedoch nicht zu verurteilen.

Es wäre unrealistisch, potentiellen Opfern zu garantieren, dass sie sich in gefährlichen Situationen in jedem Fall umfassend schützen könnten, um sich schadlos zu halten. Dennoch sollen an den Beispielen der zehn erwähnten Fälle wiederkehrende Muster aufgezeigt werden. Wenn solche typische Muster besser erkannt und verstanden werden, können begangene, laufende und bevorstehende Delikte oder missbräuchliche Verhaltensweisen in Beziehungen künftig früher oder zumindest einfacher entlarvt werden.

Die Anzahl jener Opfer, denen aufgrund des 1% «abnormer, gewissenloser Menschen» (Psychopathen) Leid zugefügt wird oder die (für sie unbewusst) instrumentalisiert und somit bewusst als Mittel für die eigenen Zwecke einer anderen Person benutzt werden, ist erheblich. Um die Ursachen solch feindlicher Verhaltensweisen besser zu verstehen, werden nachfolgend einige historische Ereignisse betrachtet. Zudem werden aktuelle Erkenntnisse aus der Neurobiologie, Psychologie, Soziologie, Philosophie aber auch aus Kunst, Literatur (Linguistik) und anderen Quellen miteinbezogen.

Zunächst ist die weitverbreitete Frage zu klären, ob ein jeweiliges Verhalten angeboren oder anerzogen (erlernt) ist. Darauf wird in Kapitel 7.1 zum Thema «Kriminelles Verhalten» noch genauer eingegangen. Aktuellen Studien zufolge ist die genetische Veranlagung (Juristen nennen das «konstitutionelle Prädisposition») eine Voraussetzung für regelwidriges Verhalten. So sind Menschen aufgrund ihres Erbgutes und der unterschiedlichen Anteile chemischer Substanzen (Adrenalin, Cortisol, Dopamin, Melatonin, Oxytocin, Serotonin, Testosteron und vielen anderen[14]), welche ihr Verhalten massgeblich prägen, wohl eher «zufällige» chemische Erzeugnisse. Im Zusammenspiel mit den Erfahrungen, die im Laufe des Lebens auf eine Person einwirken, entwickelt jeder Mensch individuelle Verhaltensmuster und -tendenzen. Mit diesem Phänomen hat sich erstmals 1942 die Wissenschaft der Epigenetik auseinandergesetzt, in der versucht wird, die nachhaltigen Einflüsse von Umwelteinwirkungen auf das Erbgut von Menschen zu erklären[15].

Das eigene Verhalten lässt sich demnach nicht immer selbstbestimmt beeinflussen. Dem entspricht ein Zitat von Johann Wolfgang von Goethe zu Dichtung und Wahrheit, welches beschreibt: «Der Mensch mag sich wenden wohin er will, er mag unternehmen was es auch sei, stets wird er auf jenen Weg wieder zurückkehren, den ihm die Natur einmal vorgezeichnet hat».

Ebenfalls darf nicht vergessen werden, dass bei gewissen Menschen Alkohol oder sonstige Substanzen antisoziales Verhalten verstärken. So weisen Studien darauf hin, dass beim Konsum von Antidepressiva Suizidalität als Nebenwirkung auftreten kann. Dies wird in den jeweiligen Packungsbeilagen entsprechend erwähnt, um zu vermeiden, dass für allfällige unerwünschte Reaktionen aufgrund der Einnahme von Psychopharmaka materielle Kompensationen eingefordert werden können.

Psychoanalytiker und Soziologen (wie zum Beispiel Sigmund Freud, Carl Gustav Jung, Erich Fromm, Manfred Kets de Vries oder Max Weber) erklären das Phänomen menschlicher Handlungen auf unterschiedliche Art und Weise. Ist es letztlich vielleicht nicht einfach so, dass jeder Mensch eine

---

[14] Eine (kurze) Zusammenstellung ist im Kapitel 7.4 ««Verhaltenssteuernde Substanzen» zu finden.

[15] Spektrum Kompakt. Epigenetik, Wie die Umwelt unser Erbgut beeinflusst Abgerufen am 11.Oktober 2014 unter: http://www.spektrum.de/pdf/epigenetik-wie-die-umwelt-unser-erbgut-beeinflusst/1310841

Grundkonfiguration von Charakterzügen und somit Verhaltenstendenzen mit auf den Lebensweg erhält? In Kombination mit den Umwelteinflüssen bilden sich daraus im Laufe der persönlichen Entwicklung gewisse Verhaltensmuster aus, die einer gewissen Wiederholungstendenz unterliegen. Es stellt sich die Frage, unter welchen Voraussetzungen die weitere Entwicklung in die eine aufrichtige (ehrliche) oder andere unredliche (kriminelle) Richtung erfolgt.

Piloten beispielsweise vermögen in Extremsituationen mit Hilfe des Unterbewusstseins in Notsituationen «unbewusst korrekt» zu handeln. Dabei müssen sie nicht lange überlegen, um eine vermeintlich hoffnungslose Situation zu bewältigen. Kann diese Fähigkeit, in Extremsituationen richtig zu reagieren, allenfalls erlernt werden? Und wie ist es in Situationen, in denen das ethisch-moralische «menschliche» Handeln gewisser Zeitgenossen nicht mehr gegeben ist und diese das Opfer (vielleicht auch unbewusst) in ihrer persönlichen psychischen Integrität verletzen, indem sie es instrumentalisieren? Kann es sein, dass uns das Unterbewusstsein in unserem Handeln stärker prägt, als wir meinen?

Die durch Hass, Gier oder Neid verursachte extremste Form der Fremdbestimmung, durch die sich sehr viele Menschen während des Nationalsozialismus aus Angst zu unglaublichen Gräueltaten haben hinreissen lassen, liegt bekanntlich noch kein Jahrhundert zurück. Seit dem Ende des Zweiten Weltkrieges leben knapp drei Generationen mehrheitlich friedlich zusammen. Grossflächige globale Auseinandersetzungen mit Waffengewalt sind im Gegensatz zu den unendlich vielen Kriegsschauplätzen der letzten rund 2'000 Jahre in zivilisierten Staaten weitgehend ausgeblieben. Die kriminelle Energie in den obigen zehn alltäglichen Beispielen aus den Medien ist dabei im Vergleich zwar nicht geringer, vermutlich aber überschaubarer.

Verurteilte Täter werden heute vor allem in demokratischen Ländern menschenwürdig verwahrt und mit Hilfe entsprechender Programme – nach Möglichkeit – resozialisiert. Menschenunwürdige Internierungen oder Verwahrungen von vermeintlich Kriminellen kommen heute vor allem im Rahmen von absolutistischen, undemokratischen und menschenverachtenden

Herrschaftsformen vor. Unter solchen Regimes dürften tendenziell auch Unschuldige verwahrt werden, da sie die Wahrheit der Loyalität übergeordnet haben und dies den machthungrigen Herrschern ein Dorn im Auge war.

«Der Mensch kann nicht gut genug über den Menschen denken.»

Immanuel Kant (1724-1804)

5.2 Wahrheit und Loyalität

Neben Aristoteles haben sich unzählige andere Denker mit der eingangs erwähnten Frage beschäftigt, ob auf die Dauer nur die Ehrlichkeit und somit Wahrheit erstrebenswert ist. Loyalität ist in einem gesunden Umfeld eine Selbstverständlichkeit und schliesst die Wahrheit niemals aus. Nur die Wahrheit ist echt; Loyalität kann erkauft oder erzwungen werden. Da das Umfeld von Psychopathen oft loyal bleibt und den Täter nicht «verrät», wird wohl auch nur ein Bruchteil der gesamten kriminellen Energie offensichtlich. Die Ursachen dafür sind menschlich und somit nachvollziehbar. Im folgenden Text «Jede Lüge kostet eine Freiheit» von Anke Maggauer-Kirsche wird die Frage nach der Wahrheit weiter verdeutlicht:

Wer eine Lüge sagt, ist sich nicht bewusst, welch grosse Aufgabe er damit unternimmt; um diese eine Lüge aufrecht zu erhalten, wird er gezwungen sein, zwanzig neue zu erfinden, erkannte Alexander Pope die Dynamik, die Lügenbolde über kurz oder lang ihre Freiheit kostet. Wer sich zu einer Lüge entschliesst, belastet das Gedächtnis mit selbst geschaffenem Informationsmüll. Fortan gilt es, auf der Hut zu sein, damit das Lügengespinst nicht zerreisst. Lügen im Lügengebäude müssen durch immer neue Erfindungen ausgefüllt werden. Innere Widersprüche, die auftreten, müssen durch Ausflüchte geglättet werden. Da aber die Enttarnung so sicher kommt wie das Amen in der Kirche, wächst die Sorge. Die seelische Freiheit ist dahin. So sehnt manche/r, die/der sich verrannt hat, den Moment geradezu herbei, wo schliesslich alles auffliegt. Erleichterung tritt ein. Fehlbaren Menschen wird meist gar nicht die Tat übel genommen, sondern ihr Umgang damit – also die feige Flucht ins Lügen. Wer dagegen zu dem steht, was vorgefallen ist, erwirbt sich Respekt. Auf dieser Basis kann die notwendige Wiedergutmachung erfolgreich eingeleitet werden.

Diese Ausführungen können wahrscheinlich nur Menschen nachvollziehen, die mit einem Gewissen ausgestattet sind. Wer jedoch kein Gewissen hat, kann lügen und betrügen, ohne sich seelisch unfrei zu fühlen.

Die Motivation zu lügen hat zwei Gründe: Einerseits geht es darum, sich einen persönlichen Vorteil zu verschaffen. Andererseits – vor allem bei Kindern anzutreffen – hat man etwas vor sich oder vor jemand anderem zu verbergen (oder zu verdrängen oder zu verheimlichen).

Im ersten Fall sind egoistische Motive die treibende Kraft. Andere Menschen werden aus Neid, Gier, Hass oder sonstigen (minderwertigen) Beweggründen bewusst und gewissenlos belogen und manipuliert. Daraus muss nicht zwingend ein persönlicher materieller Vorteil resultieren. Auch ein Lustgewinn ist möglich, wie zum Beispiel die Befriedigung, anderen gegenüber Macht auszuüben, um seine eigenen Minderwertigkeitsgefühle zu kompensieren.

Wenn jemand hingegen – gegen seinen eigentlichen Willen und oftmals unbewusst – etwas zu verbergen hat, dann tut er das in der Regel, weil er sich für getanes Unrecht schämt oder sich vor einer möglichen physischen respektive psychischen Bestrafung fürchtet. Solche Menschen haben einfach nicht den Mut, für das von ihnen verursachte Unrecht geradezustehen – ihnen fehlt es an der erforderlichen Zivilcourage. Lügen dienen also in erster Linie der Sicherstellung der eigenen Glaubwürdigkeit und werden dabei immer durch neue Lügen ergänzt (sogenannte Lügengebäude). Das Ergebnis ist meistens, dass getroffene Aussagen inkonsistent werden und der Verursacher Auswege sucht, um die Untaten einigermassen zu rechtfertigen oder zurechtzurücken. Als mutige Gegenbeispiele seien stellvertretend für unzählige Zeitgenossen Edgar Snowden oder Mahatma Gandhi erwähnt, die sich, der

Wahrheit verpflichtet, gegen die von der pathologischen Gesellschaft auferlegte Loyalität gestellt haben und dadurch in schwierige Situationen geraten sind.

Weshalb fallen nun tagtäglich unzählige Menschen, wie in den im Kapitel 4.2 dargelegten Fällen, immer wieder auf solche Lügen und Boshaftigkeiten herein?

«Die Wahrheit und das Recht sind von Natur aus immer stärker als die Lügen und das Unrecht.»

Aristoteles (384-322 v. Chr.)

5.3 Die Wahrnehmung von «bösen» egoistischen Absichten

Ausgeprägt egoistisches und antisoziales Verhalten ist in Familien, bei der Arbeit oder generell im alltäglichen Umgang unter Menschen weit verbreitet. Dabei kommen je nachdem, wer in welcher Form beteiligt ist, Mobbing respektive Bullying, Bossing, Cybermobbing, Stalking, Gaslighting, Bashing oder andere antisoziale Verhaltensweisen zur Anwendung.

Kollektive und dabei insbesondere destruktive Verhaltensweisen, die durch Instrumentalisierung zustande kamen, sind historisch vielfach dokumentiert. Neben den erwähnten kriegerischen Auseinandersetzungen, wie beispielsweise jenen des Zweiten Weltkrieges, ragen vor allem jene Ereignisse heraus, welche durch irrationale Handlungen von offensichtlich vollständig fremdbestimmten Menschen verursacht wurden. Eines der eindrücklichsten Beispiele in diesem Zusammenhang geschah im Jahr 1978. In Guayana brachte der Sektenführer Jim Jones über 900 Menschen dazu, gemeinsam einen Todestrank einzunehmen. Ein Massensuizid, den viele nicht nachvollziehen konnten, obschon es unzählige, weit alltäglichere Beispiele gibt, wie Menschen durch Manipulation immer wieder (unbewusst) entfremdet werden. Wie schon eingangs erwähnt beschreibt Erich Fromm dies mit den Worten, dass viele Menschen ihr «Eigenes» abgeben.

Welche Verhaltensweisen weisen nun auf soziales oder antisoziales (dissoziales) Verhalten eines Menschen hin? Beim aktuellen Stand der Definitionen dieser Persönlichkeitsstörung werden drei verschiedene Ausprägungen dissozialen Verhaltens beschrieben:

Instrumentell-dissoziales Verhalten: Dieser Subtyp ist vor allem auf Geld, materielle Werte sowie Macht ausgerichtet. Die Personen haben keinen Leidensdruck, sondern ein übersteigertes Selbstvertrauen und Machtgefühl, also auch keine Veränderungsbereitschaft. Diese Wesensart entspricht dem, was als Psychopathie bezeichnet wird: Fehlen von Einfühlungsvermögen, Mangel an Schuldgefühlen oder Angst, gering ausgeprägte Gefühlsregungen, oberflächlicher Charme sowie instabile, wechselnde Beziehungen. Etwa 1% der Männer und 0.5% der Frauen sind davon betroffen. Dieser Unterschied wird unter anderem auf die genetische Veranlagung, resp. das männerspezifische Y-Chromosom zurückgeführt, das einen deutlich höheren Testosteronspiegel und damit mehr Aggressivität zur Folge hat (vgl. Kapitel 7.4 «Verhaltenssteuernde Substanzen» auf Seite 125).

Impulsiv-feindseliges Verhalten: Charakteristisch ist bei diesem Typus eine geringe Handlungskontrolle, hauptsächlich aufgrund starker Impulsivität. Die fehlende Handlungskontrolle ist der Person selbst kaum bewusst. Die emotionale Beteiligung ist hier hoch; unter anderem sind fast immer durch Angst hervorgerufene Wut und Ärger zu finden. Materieller Gewinn ist hier kein entscheidender Handlungsauslöser. Handlungen von anderen werden vorschnell als negativ, zum Beispiel als Bedrohung oder Provokation gedeutet und es wird, kombiniert mit geringer Frustrationstoleranz, dementsprechend aggressiv reagiert. Die Handlungen sind dabei spontan und ungeplant. Es wird geschätzt, dass etwa 3 bis 5% der Männer und rund 1 bis 2% der Frauen davon betroffen sind.

Ängstlich-aggressives Verhalten: Die dritte Gruppe ist vor allem im forensischen Bereich auffällig. Hier findet man oft deprimierte, schüchterne und ängstliche Personen, die in Extremsituationen Gewaltausbrüche erleiden. Ausserhalb ihrer Ausbrüche sind die meisten beherrschte und sonst weniger auffällige Menschen. Als Ursachen finden sich hier am häufigsten traumatische Erlebnisse. Der Anteil dieser Gruppe innerhalb der Bevölkerung übersteigt kaum 0.5%.

Anders als im angelsächsischen Raum wurde der Begriff der «Psychopathie» von Ärzten in den 70er-Jahren aus dem deutschen Sprachgebrauch «verbannt». In den psychiatrischen Diagnosesystemen wurde er durch den Begriff der «Persönlichkeitsstörung» ersetzt. Bemerkenswert ist dabei, dass heute in praktisch jeder Krimiserie («The Mentalist», «NavyCIS», «Lie to Me» und vielen anderen) und erstaunlicherweise sogar in Kinderfilmen («Ratatouille», «Der Grinch» und vielen anderen) der Begriff «Psychopath» auch in der deutschen Übersetzung verwendet wird. Die sonst so zurückhaltende Verwendung des Begriffs dürfte darauf zurückzuführen sein, dass strafrechtlich gesehen die Bezeichnung eines Mitmenschen als Psychopath als Verleumdung betrachtet werden könnte. Dieser Tatbestand könnte dahingehend relativiert werden, als laut Robert Hare jeder Mensch gewisse, zum Glück aber mehrheitlich wenig ausgeprägte, psychopathische Züge aufweist.

Da sowohl beim impulsiv-feindseligen als auch beim ängstlich-aggressiven Verhalten eine fehlende Handlungskontrolle festzustellen ist, ist in diesen Fällen von einer unbewussten Fremdbestimmung auszugehen. Der Betroffene ist dabei möglicherweise ein instrumentalisiertes Opfer eines instrumentell-dissozialen Verhaltens. Dies erklärt wohl auch, weshalb sich immer wieder so viele Menschen zu Gräueltaten verleiten lassen, obschon sie grundsätzlich friedlich wären.

Der Krieg ist darin schlimm,
dass er mehr böse Menschen macht,
als er deren wegnimmt.

Immanuel Kant (1724-1804),

5.4 «Tatort» Empathie

Der Begriff der Empathie bezeichnet die Fähigkeit, Gedanken, Emotionen, Absichten und Persönlichkeitsmerkmale eines anderen Menschen oder eines Tieres zu erkennen und nachzuvollziehen. Darunter versteht man, dem Griechischen entnommen, auch Leidenschaft, Sympathie und «mitleiden». Empathie spielt in vielen Wissenschaften eine fundamentale Rolle, von der Kriminalistik über die Psychologie, Pädagogik, Philosophie und Psychiatrie bis hin zum Management oder Marketing.

Beinhaltet denn die Empathie auch Gefahren? Antwort: Ja – den Missbrauch von Empathie für manipulative Zwecke.

Immanuel Kant (1724-1804) gehörte zu den ersten Gelehrten, die auf den möglichen Missbrauch der Empathie durch Politiker in einer Volksherrschaft (Demokratie) hingewiesen haben. Die Macht über das Volk werde in Zukunft nicht mehr der Herr des Schwertes, sondern der Meister des Wortes haben.

Wolf Schneider (geb. 1925, Sprachkritiker und Träger des Medienpreises für Sprachkultur) hat einige Aussagen respektive Zitate von Kant im Zusammenhang mit der Erlangung von Macht zusammengetragen. Diese zeigen, dass ein Nachempfinden der Gedanken- und Gefühlswelt der Menschen durch Politiker oder Massenmedien bzw. Journalisten eine wichtige Voraussetzung für wirksame Manipulation ist:

- Reizwörter sind unermüdlich zu wiederholen, weil das blosse Wiederholen eines Reizes genügt, um Glaubwürdigkeit auszulösen. Heinrich von Kleist meint dazu: «Was man dem Volk dreimal sagt, hält das Volk für wahr». Goebbels schrieb: «Das Volk will nicht immer neue Eindrücke, sondern es will die alten Eindrücke in immer verfeinerter Form»
- Die Sprache sei volkstümlich und simpel. Dazu Joseph Goebbels: «Weil wir die Sprache des Volkes sprachen, haben wir das Volk erobert».
- Man ziele aufs Gefühl. Hitler bestätigte dies: «Das Volk ist in seiner überwiegenden Mehrheit so feminin veranlagt und eingestellt,

dass weniger nüchterne Überlegung als vielmehr gefühlsmässige Empfindung sein Denken und Handeln bestimmt». Es gelte, «das Instinktmässige zu wecken und aufzupeitschen».

- Was ist der kürzeste Weg ins Herz? Die am weitesten verbreiteten Instinkte und Leidenschaften, die man aufstacheln muss, sind nach William Gerard Hamilton (1729–1796): Neid, Angst, Wünsche, Hoffnungen (dazu zählt auch der Glaube) und Hass.

Ein eindrückliches Phänomen stellt in diesem Zusammenhang das «Stockholm-Syndrom» dar. So wird das psychologische Phänomen beschrieben, bei welchem Opfer von Geiselnahmen aus Angst ein positives emotionales Verhältnis zu (resp. empathische Gefühle mit) ihren Entführern aufbauen. Dies kann dazu führen, dass die Opfer mit den Tätern sympathisieren und mit ihnen sogar kooperieren.

Der von Kant beschriebene Missbrauch von Empathie ist jedoch nur dann möglich, wenn die Naivität von Menschen mangels kritischer Selbstreflexion eine entsprechende Manipulation zulässt. Menschen mit einem hohen Mass an Empathie sind stets bestrebt, die Bedürfnisse der anderen Menschen wirklich zu verstehen, ohne dabei den eigenen egoistischen Interessen zur Befriedigung materieller Bedürfnisse oder Macht etc. nachzugehen. Wenn nun zwei solche Menschen eine unterschiedliche Auffassung vertreten, werden sie alles daran setzen, im Sinne des gegenseitigen Respekts und der Kant'schen Maxime «Handle so, wie du behandelt werden möchtest», für beide eine vernünftige Lösung zu finden. Dabei wird davon ausgegangen, dass Konflikte nicht nur mittels physischer oder psychischer Gewalt lösbar sind.

Gesetze (insbesondere das Strafrecht) wurden geschaffen, weil es Menschen gibt, die anderen Schaden zufügen. Angebote im Bereich des Konfliktmanagements, wie beispielsweise die Modelle von Friedrich Glasl (Konflikteskalationsmodell) oder Marshall Rosenthal (Gewaltfreie Kommunikation), sind letztlich auch nur entstanden, weil Menschen mit wenig Empathie und mangelndem Selbstwert andere Menschen um jeden Preis fremdbestimmen und dominieren wollen. Interessanterweise nehmen gerade jene, welche diese

Kurse nötig hätten, nicht daran teil, da sie ihre Probleme lieber externalisieren.

Die Tatsache, dass viele Menschen naiv sind und sich aufgrund ihrer Empathie einfach manipulieren lassen, hat neben Aristoteles, Sokrates und vielen anderen vor allem Niccolo Macchiavelli (1469-1527) in seinem Buch «Il principe» erkannt. Dabei stellte er fest: *Alle Menschen sind schlecht und zudem oftmals dumm. Erfolgreich ist ein Fürst (=Leiter, Oberhaupt, König, Präsident etc.) nur durch rasches und gewissenloses Handeln, nicht durch vorsichtiges Abwägen.* Interessant an diesen Ausführungen ist, dass er sich selber die Legitimation erteilt, seinen Erfolg durch gewissenloses Handeln zu erreichen, indem er anderen Menschen unterstellt, sie seien schlecht und zudem oftmals dumm. Mit dieser Art der Manipulation werden viele Menschen instrumentalisiert und bemerken dabei kaum, dass sie sich haben fremdbestimmen lassen. Diejenigen Menschen, die wahrnehmen, dass ein zwischenmenschlich schwieriges Verhalten vorliegt, geraten wiederum aus Angst in eine chronische Stresssituation, die akute seelische Probleme hervorrufen kann.

Bei der Analyse der Empathie stellt sich die Frage: Was ist das Gegenteil von Empathie?

In der aktuellen fachlichen Diskussion werden für das Gegenteil von Empathie Begriffe wie Egozentrismus, Apathie, Autismus oder Narzissmus verwendet. Aber ist es nicht noch mehr? Und wie genau lässt sich die (mit Naivität gepaarte) Empathie, wie sie Kant beschrieben hat, manipulieren? Eine treffende Antwort auf diese Frage liefert der Ausschnitt der oben erwähnten Novelle von William March in «The Bad Seed», wonach gute Menschen nur selten misstrauisch sind. Um diese «Gutmütigkeit» zu verstehen, ist das Verständnis der «Bösartigkeit» eine wichtige Voraussetzung.

«Gegenseitige Empathie
ist Öl im Getriebe des Dialogs.»

*Michael Marie Jung (*1940)*

5.5 Messung von psychopathischem Verhalten mit der Psychopathy Checklist (PCL-R)

Betrachtet man das instrumentell-dissoziales Verhalten des Psychopathen anhand der Psychopathy-Checklist (PCL-R) von Robert Hare, lassen sich viele der in den obigen zehn Alltagsbeispielen beschriebenen Verhaltensmuster erkennen. Die PCL-R misst im Unterschied zu den in den Handbüchern (DSM, ICD) festgehaltenen Symptomen noch weitere Verhaltenskriterien, welche für ein sozial unverträgliches Verhalten charakteristisch sind. Die zur Anwendung kommenden 20 Punkte werden im Wesentlichen in vier verschiedene Faktoren unterteilt:

- das Zwischenmenschliche,
- das Affektive,
- der Lebensstil
- und das antisoziale Verhalten.

<u>Hinweis:</u> Die Psychopathie-Checkliste ist ein komplexes klinisches Werkzeug. Im Folgenden wird eine allgemeine Zusammenfassung der wichtigsten Charakterzüge und Verhaltensweisen gegeben. Es sollte nicht versucht werden, anhand dieser Informationen sich selbst oder andere zu diagnostizieren. Eine Diagnose erfordert eine gezielte Schulung und das formale Auswertungshandbuch. Falls Sie den Verdacht haben, dass jemand, den Sie kennen, in das beschriebene Profil fällt und es für Sie wichtig ist, eine fundierte Meinung zu erhalten, sollten Sie die Dienste qualifizierter Fachkräfte in Anspruch nehmen. Ausserdem sollte man bedenken, dass auch Personen, die keine Psychopathen sind, einige der hier beschriebenen Symptome aufweisen können. Viele Menschen sind impulsiv, heuchlerisch, kalt und gefühlsarm oder asozial, aber das bedeutet nicht, dass sie Psychopathen sind. Psychopathie ist ein Syndrom – eine Kombination zusammen auftretender Symptome, welche gewisse Menschen letztlich sozial unverträglich macht. Hare spricht in diesem Zusammenhang von «Sozialstraftätern».

Die PCL-R von Hare umfasst folgende 20 Kriterien[16]:

1. *Trickreicher, sprachgewandter Blender mit oberflächlichem Charme:* Dieses Verhalten äussert sich dadurch, sowohl kantenlos und engagiert, als auch charmant, glatt und verbal einfach zu sein. Psychopathischer Charme ist nicht ansatzweise schüchtern und wirkt selbstsicher, ohne sich zu fürchten, etwas zu sagen. Psychopathen halten zu allem Argumente bereit, sind nie auf den Mund gefallen und erzählen unwahre aber glaubhafte Geschichten. Diese Menschen haben sich selbst von den sozialen Konventionen befreit, indem sie zum Beispiel in Gesprächen sehr ausschweifend werden oder stark abgleiten.

2. *Erheblich übersteigertes Selbstwertgefühl (Grandiosität):* Dabei wird eine extrem aufgeblasene Sichtweise der eigenen Fähigkeiten und des Selbstwertes offenbart. Dies erfolgt überwiegend durch selbstbestätigende Aussagen, welche voreingenommen, grossspurig und prahlerisch vorgetragen werden. Psychopathen wirken arrogant, da sie wirklich glauben, sie seien höherwertige Menschen.

3. *Stimulationsbedürfnis, ständiges Gefühl der Langeweile (Reizhunger):* Dies äussert sich in der Suche oder in einem exzessiven Bedürfnis nach neuen, spannenden und aufregenden Situationen. Es wird jede Gelegenheit ergriffen, riskante Dinge zu machen. Durch den Reizhunger haben Psychopathen oft eine niedrige Selbstdisziplin darin, Aufgaben zu Ende zu führen, da sie leicht gelangweilt sind. Sie sind zum Beispiel oftmals nicht in der Lage, den gleichen Beruf oder damit zusammenhängende Aufgaben über einen längeren Zeitraum durchzuführen. Sind die Anreize nicht mehr gegeben, empfinden sie den Alltag als stumpf oder eintönig und werden unruhig.

[16] Stompe, Th. (2009). Psychopathie – Geschichte und Dimensionen. Neuropsychiatrie, 23, Sonderheft 1, 3-9. Abrufbar unter: http://www.springer.com/cda/content/document/cda_downloaddocument/heft_S23_1_.pdf?SGWID=0-0-45-1336550-p174312857

4. *Pathologisches Lügen (Pseudologie):* Dieses kann – je nach Situation – moderat bis äusserst hoch sein. In der moderaten Form sind diese Lügner schlau, verschlagen, listig, verstohlen und raffiniert; in der extremen Form sind sie täuschend, irreführend, betrügerisch, hinterlistig, verstohlen, skrupellos, manipulativ und vor allem unehrlich.
5. *Beherrschung von betrügerischem manipulativem Verhalten:* Betrug und Täuschung werden dazu verwendet, um andere zugunsten des persönlichen Mehrwerts zu betrügen, hereinzulegen oder zu hintergehen. Das manipulative Verhalten unterscheidet sich dabei von Punkt 4 im Grad der vorhandenen Ausnutzung und gemeinen Skrupellosigkeit. Dies äussert sich in einem Mangel an Rücksichtnahme für die Gefühle und Leiden der Opfer.
6. *Mangel an Reue, Gewissensbissen oder Schuldgefühlen:* Bei Psychopathen lässt sich ein Mangel an Gefühlen und Rücksichtnahme für die Leiden anderer beobachten. Es besteht die Tendenz, unbeteiligt, leidenschaftslos, kaltherzig und ohne Empathie zu sein. Dieses Phänomen äussert sich in einer verachtenden Haltung den Opfern gegenüber.
7. *Oberflächliche Gefühle:* Diese manifestieren sich in emotionaler Armut, einer eingeschränkten Vielfältigkeit an Emotionen oder einer mangelnden Tiefe der Gefühle. Auffallend ist dabei trotz Zeichen offener Geselligkeit ein hohes Mass an zwischenmenschlicher Kälte. Werden Emotionen gezeigt, wirken diese überzeichnet dramatisch, oberflächlich, aufgesetzt und kurzlebig.
8. *Gefühlskälte, Abgebrühtheit, Mangel an Empathie:* Hier geht es um einen allgemeinen Mangel an Gefühlen gegenüber Menschen. Dieser äussert sich in Kälte (Zurückweisung), Geringschätzung, Rücksichtslosigkeit und Taktlosigkeit. Gefühle von anderen respektive die Rechte anderer Personen auf ihr Wohlergehen werden missachtet. Andere Menschen werden als manipulierbare Objekte angesehen. Psychopathen sind dabei oft nicht nur ironisch, sondern sehr zynisch und

selbstsüchtig. Sie nehmen sich selber als Nummer 1 wahr. Emotionalität wird als Schwäche empfunden und sich selbst sehen sie oft als bewusste Einzelgänger.

9. *Parasitärer Lebensstil:* Unter diesem Begriff wird eine absichtliche, manipulative, selbstsüchtige und ausnutzende finanzielle Abhängigkeit und Ausnutzung von anderen verstanden. Hierbei zeigt sich ein Mangel an Motivation, niedrige Selbstdisziplin und die Unfähigkeit, Verantwortlichkeiten wahrzunehmen. Dabei zählen sehr oft Familienangehörige, Freunde wie auch Arbeitgeber und deren Mitarbeitende zu den Opfern.

10. *Schlechte Kontrolle des Verhaltens:* Diese äussert sich in einfacher Reizbarkeit, Verärgerung, Ungeduld, Drohung, Aggression und verbalem Missbrauch. Eine inadäquate Kontrolle von Ärger und Temperament führt dazu, dass voreilig gehandelt wird. Diese Verhaltensweisen verstärken sich unter Alkoholeinfluss.

11. *Wahlloses sexuelles Verhalten (Promiskuität)*: Beobachtet wird dabei eine ausgeprägte Vielzahl von kurzen, oberflächlichen Beziehungen und Affären sowie eine unbedachte Wahl sexueller Partner. Manchmal werden auch mehrere Beziehungen zur gleichen Zeit aufrechterhalten. Es wird immer wieder versucht, andere zu sexuellen Aktivitäten zu zwingen, um dabei mit Stolz von den sexuellen Ausbeutungen oder Eroberungen zu prahlen. Dies kann sich auch in der Bereitschaft für eine grosse Spannweite sexueller Praktiken äussern.

12. *Frühzeitige Verhaltensstörungen, Verhaltensauffälligkeiten:* Darunter werden eine Vielzahl von antisozialen Verhaltensweisen vor dem 12. Altersjahr verstanden, die jedoch nicht nur in geringem Ausmass, sondern ausgeprägt auftreten. Beispiele sind Lügen, Stehlen, Betrügen, Vandalismus, Prügeln, sexuelle Aktivität, Legen von Feuer, Klebstoff schnüffeln, Alkoholmissbrauch und Weglaufen von zu Hause.

13. *Fehlen von realistischen, langfristigen Zielen:* Dieser Aspekt umfasst die Unfähigkeit, langfristige Pläne und Ziele zu entwickeln und auszuführen, was zu einer nomadischen Existenz führen kann, welche ohne Lebensziel und -richtung verläuft.

14. *Impulsivität:* Sie äussert sich in einem Verhalten, welches unbeabsichtigt ist und sich durch den Mangel an einer umsichtigen Planung auszeichnet. Dabei besteht die Unfähigkeit, Versuchungen, Frustrationen und einem Drängen zu widerstehen. Mögliche Konsequenzen des eigenen Handelns werden nicht berücksichtigt. Das Verhalten ist tollkühn, unbesonnen, unvorhersehbar, sprunghaft, verwegen und wenig reflektiert. Handlungen erfolgen spontan und ohne klare Abwägung von Pro und Contra.

15. *Verantwortungslosigkeit*: Diese zeichnet sich durch wiederholtes Versagen darin aus, Verbindlichkeiten und Verpflichtungen zu erfüllen oder zu honorieren. Dazu gehören beispielsweise das Nicht-Bezahlen von Rechnungen oder ein grosser Rückstand bei der Rückerstattung von Darlehen. In der Arbeitswelt lassen sich folgende Phänomene beobachten: Abliefern von unsorgfältigen Arbeiten, vorgetäuschte Arbeitstätigkeiten, Darstellung von Arbeiten anderer als eigene Leistung, unerklärtes Fernbleiben von zu Hause oder vom Arbeitsplatz, bewusstes verspätetes Erscheinen oder die Nichteinhaltung von vertraglichen Abmachungen. Damit fehlt die persönliche Integrität bezüglich der Verpflichtungen gegenüber Familie, Freunden, Arbeitgeber oder Gesellschaft im Allgemeinen weitgehend.

16. *Mangelnde Fähigkeit oder Bereitschaft, Verantwortung für das eigene Handeln zu übernehmen:* Für die eigenen Taten wird keine Verantwortung übernommen. Dies äussert sich in niedriger Gewissenhaftigkeit und teilweise vollständiger Abwesenheit von Pflichtbewusstsein. Dabei erfolgt eine Manipulation der anderen, indem die eigene Verantwortung geleugnet wird und Anstrengungen unternommen werden, andere durch diese Verleugnung zu manipulieren und Fehlern zu bezichtigen.

17. *Viele kurzfristige (ehe-)ähnliche Beziehungen:* Die Unfähigkeit, sich für längerfristige Beziehungen ehrlich zu verpflichten, führt zu inkonsistenten, oberflächlichen und unstabilen Verbindungen im Leben. Dabei sind auch oft Ehen zu finden, welche trotz chronischer Untreue aufrechterhalten werden.

18. *Delinquenz in der Jugend / Jugendkriminalität:* Darunter werden Verhaltensprobleme im Alter von 13 bis 18 Jahren verstanden. Das kriminelle Verhalten bezieht dabei Aspekte wie Ausnutzung, Aggression, Manipulation oder abgebrühte, skrupellose Gedankenlosigkeit mit ein.

19. *Verstoss gegen Weisungen und Auflagen:* Während der Bewährungszeit oder anderen Situationen, die mit Auflagen gekoppelt sind, kommt es wegen Zuwiderhandlungen wie Rücksichtslosigkeit, Unbedachtsamkeit oder Fernbleiben zu regelwidrigen Verstössen.

20. *Kriminelle Vielseitigkeit:* Es kommen Straftaten aller Art in Frage, ungeachtet dessen, ob die Person überführt wurde oder nicht. Vor allem, wenn jemand bei Übertretungen, Vergehen oder gar Verbrechen nicht erwischt wurde, wird voller Stolz damit geprahlt.

Diese in der Kriminalistik etablierte Liste von Robert Hare zeichnet also ein wahrhaft wahnwitziges Bild: Psychopathen sind demnach charmant wie George Clooney, verlogen wie Pinocchio, betrügerisch wie Bernard Madoff, selbstherrlich wie Josef Stalin, aufbrausend wie Adolf Hitler und sexuell untreu wie Giacomo Casanova. Sie übernehmen niemals Verantwortung für das, was sie tun. Und der vermutlich entscheidende Punkt: Psychopathen sind nicht dazu in der Lage, Reue oder Mitgefühl mit anderen Menschen zu empfinden. Sie haben buchstäblich kein Gewissen.

Bei der 20 Kriterien umfassenden Liste der PCL-R beträgt das Punktemaximum 40, wobei jedes Kriterium auf einer Skala von 0 bis 2 eingestuft wird (0 = nicht vorhanden, 1 = vorhanden und 2 = ausgeprägt vorhanden). Rund 1% aller Menschen erzielen dabei mehr als 30 Punkte und sind daher gemäss wissenschaftlichen Standards als sozial unverträglich zu bezeichnen. Hare bezeichnet dabei den typischen Psychopathen als «Raubtier in Menschengestalt» oder «Sozialstraftäter», zwei Begriffe, die wohl die soziale Unverträglichkeit am besten ausdrücken. Robert Hare hält aber auch fest, dass Menschen, die keinen einzigen Punkt erreichen, sehr langweilig wären. Durchschnittliche Menschen kommen laut seinen Studien vielleicht auf rund 2 bis 3 Punkte. Auch 10 oder gar 15 Punkte können dabei noch durchaus sozial verträglich sein.

«Anhänger eines grossen Mannes pflegen sich zu blenden,
um sein Lob besser singen zu können.»
Friedrich Wilhelm Nietzsche (1844 - 1900)

5.6 Psychopath oder Soziopath?

In ihrer Arbeit «Geschlechtsspezifische Einflussfaktoren auf psychopathische Persönlichkeitsmerkmale»[17] erläutert Susanne Hochedlinger die Unterscheidung der antisozialen Persönlichkeitsstörungen nach Hervey Cleckley[18] und Ben Karpman[19].

Dabei wird zwischen primärer (instrumentell-dissoziales Verhalten) und sekundärer (impulsiv-feindseliges Verhalten) Psychopathie unterschieden: *Primäre Psychopathie* ist eher durch Defizite bei der Verarbeitung emotionaler Stimuli gekennzeichnet, *sekundäre Psychopathie* eher durch Impulsivität. Daraus wurden zwei Defizitmodelle entwickelt: Personen mit hohen Werten in primärer Psychopathie sind aufgrund ihrer Unfähigkeit, emotionale Stimuli angemessen zu verarbeiten, nicht motiviert, unangepasste bzw. antisoziale Verhaltensweisen zu verändern. Sie sind intrinsisch durch Gier, Neid

[17] Hochedlinger, S. (2012). Geschlechtsspezifische Einflussfaktoren auf psychopathische Persönlichkeitsmerkmale. Diplomarbeit der Universität Wien, Psychologische Fakultät.

[18] Cleckley, H. (1976). The mask of sanity: An attempt to clarify some issues about the so-called psychopathic personality (5 ed.).

[19] Karpman, B. (1941). On the need of separating psychopathy into two distinct clinical types: the symptomatic and the idiopathic. Journal of Criminal Psychopathology, 3, 112-137.

oder Hass motiviert. Personen mit hohen Werten in sekundärer Psychopathie können aufgrund ihrer Impulsivität und mangelnder kognitiver Kontrolle unangepasstes (antisoziales) Verhalten schwer steuern. Sie agieren aufgrund von Angst, Glaube oder Hoffnung eher unbewusst antisozial. Gemäss dem aktuellen Stand der wissenschaftlichen Diskussion werden die beiden Subtypen der Psychopathie auch mit den Begriffen Psychopathie (primäre Psychopathie) und Soziopathie (sekundäre Psychopathie) unterschieden.

Als weiteres Unterscheidungsmerkmal zwischen Psychopathie und Soziopathie wird die Ängstlichkeit genannt. Primäre Psychopathie ist mit Angstlosigkeit, Soziopathie (sekundäre Psychopathie) mit Ängstlichkeit verbunden. Die Angstlosigkeit äussert sich in einem übersteigerten Mut, indem sich die betroffene Person möglicher Konsequenzen kaum bewusst ist und daher mögliche Gefahren nicht vorhersehen kann (Beispiel «Raser»). Mit diesem Mut vermag sie dabei anderen Menschen Furcht einzuflössen, was diese dann zu Mitläufern macht (Beispiel: Beifahrer von Rasern, die nicht als «Weicheier» dargestellt werden möchten).

Die Anzahl und Auswahl an Büchern sowie weiteren Beiträgen, welche psychopathisches Verhalten beschreiben, ist enorm. Daher kann bei den folgenden Ausführungen nur eine kleine Auswahl der Erkenntnisse, sei es aus der Forschung, der Satire oder Unterhaltungsindustrie, ausgeführt werden. Darüber hinaus belegen viele Blogs im Internet dieses gesellschaftliche Phänomen. Unzählig sind die Opfer (mehrheitlich Frauen), die Hilfe suchen und dabei im Austausch mit anderen Betroffenen hilfreiche Antworten finden. Ein eindrückliches Beispiel aus einem Blog findet sich in Kapitel 7.7 auf Seite 133.

Mit der Verbreitung des Internets als Kommunikationskanal lässt sich nun seit einigen Jahren eine Welle der «Aufklärung» erkennen, indem die Beiträge zu diesem Thema immer umfangreicher werden. Das erlittene seelische Leid wird noch differenzierter umschrieben und somit auch nachvollziehbarer. Die in diesem Zusammenhang erkennbaren Erklärungsversuche nehmen letztlich auch Bezug auf die aufklärerischen Feststellungen von Immanuel

Kant: *«Die Aufklärung ist der Ausgang des Menschen aus seiner selbstverschuldeten Unmündigkeit. Unmündigkeit bedeutet dabei die Unfähigkeit, sich seines eigenen Verstandes zu bedienen.»* Umstritten ist dabei, ob dieser Gedanke letztlich von ihm stammt und nicht bereits vom Dichter Horaz mit der Aussage «Sapere aude!» angepriesen wurde, was so viel heisst wie: «Habe Mut, dich deines Verstandes zu bedienen».

«An allem Unfug, der passiert,
sind nicht etwa nur die schuld, die ihn tun,
sondern auch die, die ihn nicht verhindern.»
Erich Kästner (1899-1974).

Die egoistischen Handlungen gewisser Menschen führen zu einer Fremdbestimmung potentieller Opfer. Diese kann sich bereits ausgeprägt im Kindesalter äussern. Im Zusammenhang mit ADHS[20] und der antisozialen Persönlichkeitsstörung (Psychopathie) wird in aktuellen Studien Folgendes festgehalten: Schwere Störungen des Sozialverhaltens gehen im Jugendalter häufig in Delinquenz und im Erwachsenenalter in die sogenannte antisoziale Persönlichkeitsstörung über. Diese wird diagnostiziert, wenn sich Verantwortungslosigkeit, Impulsivität, Reizbarkeit, Mangel an Gefühlstiefe, Fehlen von Mitleid oder antisoziales Verhalten offenbaren. Typische Anzeichen der Psychopathie im Kindes- und Jugendalter sind Lügen, Stehlen, Schule schwänzen, Vandalismus, Anzetteln von Prügeleien, Fortlaufen von Zuhause, Entfachen von einfachen Bränden und körperliche Grausamkeiten, beispielsweise gegenüber Tieren. Dabei können Kinder, die solches psychopathisches Verhalten aufweisen, durch ihr angsteinflössendes Verhalten im Stande sein, andere Kinder zu manipulieren. Oftmals werden innerhalb der Gruppe «Schwächere» ausgegrenzt, indem sie gehänselt werden. Die Mehrheit der Beteiligten verhält sich dabei «täterkonform», da sie ja nicht selber

[20] ADHS = Aufmerksamkeitsdefizit-/Hyperaktivitätsstörung. Quelle: Schildbach, S. (2007). Forensisch-psychiatrische Aspekte antisozialen Verhaltens. NeuroTransmitter, 02, 46-54. Abgerufen unter: http://www.bvdn.de/images/neurotransmitter/2007/022007_NeuroTransmitter.pdf

zu Opfern werden möchte. Jene Kinder, welche den Opfern zu Hilfe eilen, können folglich selber zu potentiellen Opfern werden, es sei denn, ihr Selbstvertrauen ist gross genug, um sich dem Übeltäter entgegenzustellen.

5.7 Ursachen von «bösem» egoistischen Verhalten

Welches sind nun die eigentlichen Ursachen für instrumentell-dissoziales (psychopathisches) respektive impulsiv-feindseliges (soziopathisches) Verhalten?

Geht man den aktuellen Studien zu diesem Thema auf den Grund, sind zum einen, wie bereits erwähnt, genetische Gründe[21] ursächlich. Gemäss der Neurobiologie werden bei Psychopathen erheblich geringere Hirnströme im orbitalen präfrontalen Cortex sowie keine oder kaum ausgeprägte Aktivität im Mandelkern (Amygdala), Hippocampus und im superiore temporale Gyrus gemessen. Diese Hirnregionen sind am Erlernen und Wahrnehmen von Furchtreaktionen sowie am Empfinden von Moral und Mitgefühl beteiligt. Erst durch sie wird die Wahrnehmung von Angst ermöglicht. Selber Angst empfinden zu können ist also eine Voraussetzung für Empathie. Nur wer eigene Gefühle wie Angst, Ärger oder Hass selber empfinden kann, vermag diese zu antizipieren und bei einem anderen Menschen (Lebewesen) zu verstehen.

In Anlehnung an die Ausführungen von Susanne Hochedlinger kann daher festgehalten werden, dass sich Menschen mit impulsiv-feindseligem Verhalten (Soziopathen), die sich ihrer fehlenden Handlungskontrolle nicht bewusst sind, aus Angst instrumentalisieren lassen und damit das eigentliche feindselige Verhalten des primären Psychopathen übernehmen.

So lässt sich das kollektive, konfliktbehaftete und menschenunwürdige Verhalten ganzer Völker (wie z.B. im Zweiten Weltkrieg) mit konsequenter Manipulation erklären. Viele naive, in ihrem Kern jedoch grundsätzlich

[21] Darunter ist eine Variante eines Gens namens MAO-A, die mit Anomalien im präfrontalen Kortex einhergeht.

empathische Menschen verlieren ihre Selbstbestimmung, indem sie aus Angst impulsiv-feindselige Handlungen vollziehen und sich so zu psychopathischem Verhalten verleiten lassen. Theodor W. Adorno verwendet in diesem Zusammenhang den Begriff der Autonomie im Sinn von Kants Ethik: *Die einzig wahrhafte Kraft gegen das Prinzip von Ausschwitz wäre Autonomie, wenn ich den Kantischen Ausdruck verwenden darf: die Kraft zur Reflexion, zur Selbstbestimmung, zum Nicht-Mitmachen.* Leider fehlt vielen Menschen dazu das Verständnis oder – aufgrund ihrer Angst – die erforderliche Kraft. Um dem vollumfänglich zu begegnen, braucht es ein ausgeprägtes, von einem entsprechend ausgestatteten Gehirn gesteuertes Gewissen, welches manipulierende antisoziale Handlungen nicht toleriert und sich diesen aktiv widersetzt.

«Es gibt nur zwei Todsünden:
Die Bosheit und den Egoismus.»

Robert Hamerling (1830-1889)

5.8 Konflikte als logische Konsequenz

Eine treffende Feststellung im Zusammenhang mit Konflikten liefert Giesela Hagemann in einer Kolumne, erschienen in «Die Welt»[22] mit dem Titel «Reagieren Sie gelassen auf den Terror von Psychopathen»[23]: *In einer intakten zwischenmenschlichen Beziehung verzeihen sich die Partner ihre Fehler und lassen sie durch grosszügiges «Übersehen» unwirklich und fast ungeschehen erscheinen. Der Psychopath jedoch ist stets auf der Jagd nach dem Aufdecken von Schwächen anderer und bedient sich der Suggestion, um Macht über seine Mitmenschen auszuüben.*

---

[22] Die Welt online. Reagieren Sie gelassen auf den Terror von Psychopathen. Abgerufen am 13.1.2001 unter: http://www.welt.de/print-welt/article427807/Reagieren-Sie-gelassen-auf-den-Terror-von-Psychopathen.html

[23] Der gesamte sehr lesenswerte Beitrag ist dem Kapitel 7.8 zu entnehmen.

Bei der Betrachtung von verschiedenen Konflikteskalationsmodellen, wie beispielsweise jenem von Friedrich Glasl[24], wird klar, dass Konflikte dann eskalieren, wenn mindestens ein Mensch mit psychopathischer Ausprägung in der Beziehung steht.

Selbstreflektierten Menschen ist bewusst, dass alle Menschen einige Kriterien der «Psychopathy Checklist» von Hare erfüllen und sie setzen tunlichst alles daran, diesen nicht zu entsprechen. Bei destruktiven Konflikten zwischen Menschen ist daher davon auszugehen, dass in erster Linie psychopathisches (instrumentell-dissoziales) Verhalten die Ursache ist. Die besten gesetzlichen Normen und wasserdichtesten Verträge der qualifiziertesten Juristen nützen nichts, wenn eine Person nur vorgibt, die Vereinbarungen zu erfüllen und sich trotz diverser Lippenbekenntnisse nicht daran hält. Psychopathen tendieren dazu, sich aus Gier, Neid oder Hass nicht an Abmachungen zu halten und die Schuld dafür mit Lügengebäuden auf andere zu projizieren. Damit halten sie sich zum Leidwesen vieler schadlos, da das Umfeld dieses Verhalten oft nicht durchschaut. Bei soziopathischen (impulsiv-feindseligen) Handlungen lässt sich hingegen beobachten, dass die Täter sich der mangelnden Handlungskontrolle kaum bewusst sind und aus Angst, Glaube oder Hoffnung zu rational nicht nachvollziehbarem Verhalten neigen.

Im Gegensatz dazu liegt es wohl in der Natur der Sache, dass gegenseitiges empathisches Verhalten nicht einmal im Ansatz zu einem wirklichen eskalierenden Konflikt führen wird. In empathischen und vernunftgesteuerten tiefen Beziehungen basiert ein friedliches Miteinander auf gegenseitigem Verständnis.

«Der Weise passt sich den Umständen an.
Er trachtet nach gütlicher Lösung und vermeidet hässliche Konflikte.»
Tsao Hsüe Kin (um 1715-1764)

---

[24] Glasl, F. (2013). Konfliktmanagement. Ein Handbuch für Führungskräfte, Beraterinnen und Berater. 11. aktualisierte Auflage. Haupt Verlag.

5.9 Sippe, Familie, Gemeinschaft

Sowohl psychopathische als auch empathische Verhaltensmuster finden ihren jeweiligen Ursprung im primären sozialen Umfeld der Familie. Dabei kann sich aufgrund der erblichen Voraussetzungen und familiären Einflüsse das eine oder andere Verhalten entsprechend stärker entwickeln. Stellvertretend für die Ergebnisse solcher Entwicklungen seien die unzähligen Ausführungen einzelner Betroffener in den Internet-Blogs erwähnt.

Während im Arbeitsumfeld Begriffe wie Bossing, Bashing oder Mobbing solche Konflikte beschreiben, ist im privaten Umfeld eher von Stalking oder Gaslighting die Rede. Der Ausdruck Gaslight hat seinen Ursprung im Kinofilm «Gaslight» aus dem Jahr 1944. Darin verführt ein Mann, der nur auf Geld aus ist, eine Frau und heiratet sie. Dann macht er sich mit voller Absicht daran, seine neue Frau an ihrem Verstand zweifeln zu lassen. Gleichzeitig bringt er auch andere Leute dazu, die geistige Gesundheit seiner Gemahlin in Frage zu stellen. Die ganze Handlung ist eine eindrückliche Darstellung der Auswirkungen von psychopathischen Verhaltensmustern auf die Gutmütigkeit normaler und grundsätzlich gesunder Menschen, die je nach Intensität zu unsäglichem Leid führen können.

Daher sind Streitigkeiten, die vor Gerichten enden, wie Delikte gegen Leib und Leben, Vermögens- oder Erbschaftsstreitigkeiten, nachbarschaftliche oder arbeitsrechtliche Konflikte sowie andere Auseinandersetzungen letztlich vielfach das Ergebnis antisozialer Verhaltensweisen einzelner Personen. Dass dabei Opfer, die Recht haben, nicht unbedingt Recht bekommen, belegen unzählige Beispiele von Justizirrtümern. Stark ausgeprägte psychopathische Verhaltensmuster führen wiederholt zu Fehlurteilen; zu raffiniert sind die unzähligen Psychopathen, welche die Justiz manipulieren. Es gibt aber auch sekundär psychopathisch (soziopathisch) veranlagte Richter, die Unschuldigen eine Strafe aussprechen, da sie unter dem Einfluss gekonnter Projektion der Täter stehen.

Ein tragisches Beispiel dafür ist ein Fall aus Darmstadt, bei dem ein Lehrer fünf Jahre lang unschuldig hinter Gittern sass, weil eine Arbeitskollegin glaubhaft behauptete, er habe sie vergewaltigt. Das Ziel dieser Lüge war, eine leitende Stelle, für die sich auch der Lehrer interessiert hatte, zu erhalten. Die Frau selber wurde, nachdem der fälschlicherweise Verurteilte nach seiner Entlassung an einem Herzinfarkt gestorben war, wegen Freiheitsberaubung verurteilt. Die damaligen Richter, welche in diesem Fall als sekundäre Psychopathen für das menschliche Leid verantwortlich waren, rechtfertigten sich für die Verursachung des falschen Urteils bloss mit einer Entschuldigung.[25]

Es ist davon auszugehen, dass dies in Demokratien, in denen kein instrumentalisierendes Machtregime die Kultur prägt, weniger weit verbreitet ist.

«Die Menschen fürchten Ungerechtigkeit,
weil sie Angst haben, ihr zum Opfer zu fallen,
nicht weil sie es verabscheuen, sie zu begehen.»

Platon (427-348 oder 347 v. Chr.)

5.10 Feindseligkeit «Fremdem» gegenüber

Fremdenhass und rassistisches Verhalten werden von psychopathischen Denk- und Verhaltensmustern angetrieben. Die verachtende Haltung äussert sich beispielsweise darin, dass ein hohes Mass an Intoleranz gegenüber den Neigungen anderer Menschen, wie beispielsweise Homosexuellen, besteht.

Solange im zwischenmenschlichen Miteinander alle Beteiligten ihre Selbstbestimmung ausdrücken können und die physische oder psychische persönliche Integrität nicht durch gezielte Fremdbestimmung verletzt wird, sind Handlungen sozial verträglich. Sobald sich Menschen, sei es wegen angstbedingter psychosozialer Abhängigkeit oder physischer körperlicher Gewalt nicht mehr frei ausdrücken können, stellt sich eine soziale Unverträglichkeit ein.

---

[25] Wikipedia. Justizirrtum um Horst Arnold. Abrufbar unter: http://de.wikipedia.org/wiki/Justizirrtum_um_Horst_Arnold

Noch immer lassen sich (zu) viele Menschen zu gewissen Themen, die mit anderen Menschen zu tun haben, zu einer absolutistischen Haltung bewegen. Dabei geht der gesunde Menschenverstand wegen Gier, Neid und Hass (primäre Psychopathen) oder Angst, Glaube, Hoffnung (sekundäre Psychopathen) verloren. In der Regel richten sich die rational nicht nachvollziehbaren Gedanken gegen Gruppen mit «anderen» – eben für einen selbst fremden – Eigenschaften (wie beispielsweise Gesinnung oder Kleidung). Dabei geht leider zu oft vergessen, dass auch diese Gruppen mit äusserst freundlichen menschlichen Eigenschaften ausgestattet sein könnten, was bei einer objektiveren Sichtweise auch überprüft werden könnte.

«Das Hauptmerkmal eines Charakters ist,
wie er sich bei Feindseligkeit verhält.»
Leo (Lew) Nikolajewitsch Graf Tolstoi (1828-1910)

5.11 Arbeitsalltag

Beiträge oder Artikel über psychopathische Manager haben seit der Verbreitung der «Psychopathy Checklist» von Robert Hare im Jahre 1990 Hochkonjunktur. Vor allem seit der letzten Finanzkrise, welche unzweifelhaft letztlich von skrupellosen gierigen Managern verursacht wurde, finden sich viele Beispiele in Fachbüchern, Zeitschriften oder sonstigen Beiträgen und Sendungen. Dabei ist immer wieder von erfolgreichen «schlauen/intelligenten» Psychopathen die Rede.

Neben dem Buch von Robert Hare und Paul Babiak «Snakes in Suits: When Psychopaths go to Work» mit der deutschen Übersetzung «Menschenschinder oder Manager: Psychopathen bei der Arbeit» aus dem Jahre 2006 sind noch viele weitere Abhandlungen dazu zu finden. Dabei ist Gerhard Dammann mit seinem Buch «Narzissten, Egomanen, Psychopathen in der Führungsetage» aus dem Jahre 2007 eine umfassende und sehr treffende Zusammenstellung des Phänomens gelungen.

Auch Nadine Defiebre und Denis Köhler lieferten im Jahre 2012 mit «Erfolgreiche Psychopathen? Zum Zusammenhang von Psychopathie und beruflicher Integrität» eine akademische Abhandlung, die sich an den Konzepten von Hare und Cleckley orientiert sowie die Erkenntnisse von Babiak und Hare beschreibt. Dabei wird offensichtlich, dass die erfolgreichen Psychopathen nicht im Gefängnis landen, da sie aufgrund ihrer Schlauheit oder vor allem ihrer guten Ausbildung wegen mit einer für das jeweilige Umfeld ausreichenden Intelligenz ausgestattet sind und mittels subtiler Manipulation durch gezieltes Lügen andere Menschen zu beeinflussen vermögen. Der Film «The Wolf of Wall Street», der auf dem gleichnamigen Bestseller über den Börsenmakler Jordan Belfort aus dem Jahr 2013 beruht, ist eine treffende Darstellung dieses Phänomens. Dabei schlüpfen diese Menschen – vor allem aufgrund der Unschuldsvermutung – immer wieder durch den Radar der Justiz.

Zum ganz alltäglichen Wahnsinn im Management hat der Soziologe Holger Rust die Starallüren im «Manager Magazin» mit den drei Typen von Führungspersönlichkeiten beschrieben[26]:

Gehören Sie zu den netten Narzissten oder eher zu den unangenehmen Egomanen? Lesen Sie die kleine Stilkunde der Eitelkeiten und entdecken Sie sich selbst.

Der fröhliche Narzisst:

Er ist grossartig und er weiss es. Mit seinem selbstverliebten Enthusiasmus und dem steten Streben nach Aussergewöhnlichem schafft er es, andere Menschen zu motivieren und mitzureissen. Er besitzt Humor, Kreativität und eine übergrosse Portion Selbstvertrauen. Sein gesunder Ehrgeiz verleiht ihm Energie und Beharrlichkeit. Anerkennung sucht er durch Spitzenleistung. Aus seinem Selbstbewusstsein zieht er die Kraft, mit Problemen fertig zu werden. Der konstruktive Narzisst nimmt seine Mitarbeiter ernst und beurteilt

[26] Rust, H. (2003). Star-Allüren. Abgerufen am 31.1.2003 unter: http://www.manager-magazin.de/magazin/artikel/a-223630.html

sie nach Leistungskriterien, nicht nach Sympathie. Er sieht sich als Mentor und Impulsgeber. Auf Kritik reagiert er zwar ungeduldig, er ist aber bereit, aus Fehlern zu lernen. Bevor der Narzisst eine Entscheidung trifft, sammelt er Informationen und berücksichtigt kritische Stimmen. Wenn sein Entschluss einmal feststeht, lässt er sich kaum mehr umstimmen.

Der zaghafte Angsthase:

Er ist vor allem auf seinen Ruf bedacht. In Wahrheit besitzt er kein Selbstbewusstsein. Um ihn herum wabert eine Atmosphäre der Langeweile. Der ängstliche und sich stets nach allen Seiten absichernde Narzisst räumt der Politik immer den Vorrang vor der Moral ein. Einfühlungsvermögen gehört gewiss nicht zu seinen Stärken. Er gibt sich diplomatisch, doch hinter der Fassade steckt Berechnung. Die Interessen anderer berücksichtigt er nur, wenn sie ihm nützlich erscheinen. Auf Anwürfe reagiert er verletzt. Unkritische Mitarbeiter sind ihm lieber als selbstbewusste Menschen. Ein Grundzug des ängstlichen Narzissten ist sein konservatives Verhalten. Er hat grosse Angst vor Misserfolgen. Bei Innovationen legt er äusserste Vorsicht an den Tag, er will kein Risiko eingehen. Endlose Beratungsprozesse, mangelnde Entschlussfreudigkeit und halbherzige Entscheidungen runden das Bild ab.

Der berechnende Egomane:

Er ist ein egozentrischer Wüterich, der anderen Angst einflösst. In seinem Weltbild gibt es eine Mitte und das ist sein Bauchnabel. Der unangenehme Egomane zeichnet sich durch einen Hang zur Grossartigkeit aus. Er pflegt im Auftreten und in seinen Statussymbolen einen fast peinlichen Exhibitionismus. Hauptmerkmale seiner Beziehung zu Mitarbeitern sind Mitleidlosigkeit, Kälte und Anspruchsdenken. Seine Reaktionen sind kaum kalkulierbar. Er verlangt für sich grundsätzlich eine Sonderbehandlung – beruflich wie privat. Andersdenkende mag der Egozentriker nicht, Toleranz übt er nur gegenüber Ja-Sagern. Er gilt als rücksichtsloser Gesprächspartner, der vor allem über sich selbst redet. Auf Wünsche von Mitarbeitern reagiert er mit Unverständnis oder Ignoranz, Kritik provoziert schnell Wutausbrüche. Der berechnende Narzisst liebt riskante und spektakuläre Projekte. Entscheidungen trifft er allein oder im Kreis engster Vertrauter. Er hasst Opposition. Wenn etwas schief läuft, sucht er Sündenböcke.

Diese äusserst prägnant beschriebenen Charaktere sind in der einen oder anderen Ausprägung in allen grösseren Organisationen zu finden. Dabei stellt der fröhliche Narzisst für viele ein Glücksfall dar, während die Begegnung mit einem zaghaften (impulsiv-feindseligen) Angsthasen, aber vor allem jene mit dem berechnenden (instrumentell-dissozialen) Egomanen zu einem Alptraum führen kann. Diese beiden Typen sind oft die Verursacher für Bossing, Mobbing oder Bashing etc. Nicht von ungefähr kommt die Erkenntnis aus vielen Studien, wonach über zwei Drittel aller Arbeitnehmer in ihrer Karriere schon einmal eine eigene und unfreiwillige Kündigung wegen ihres Vorgesetzten in Kauf genommen haben.

Das Verhalten des berechnenden Egomanen (primären Psychopathen) entspricht dem «Typus X» der Theorie von Douglas McGregor. McGregor erwähnte dieses Verhalten erstmals 1960 im Zusammenhang mit der Theorie-X-Y, welche von zwei unterschiedlichen Menschenbildern ausgeht:

Die Theorie X nimmt an, dass der Mensch von Natur aus faul ist und versucht, der Arbeit so gut wie möglich aus dem Weg zu gehen. Prinzipiell ist er von aussen motiviert, das heisst man kann ihn mit extrinsisch ausgerichteten Massnahmen belohnen oder sanktionieren, wobei er durch Befehl und Kontrolle von aussen geführt werden muss. Dieses Einstellung entspricht in weiten Teilen psychopathischen Eigenschaften.

Im Gegensatz dazu geht die Theorie Y davon aus, dass der Mensch durchaus ehrgeizig ist und sich zur Erreichung sinnvoller Ziele bereitwillig strenge Selbstdisziplin und Selbstkontrolle auferlegt. Er sieht Arbeit als Quelle der Zufriedenheit und hat Freude an seiner Leistung. Auch Verantwortungsbewusstsein und Kreativität prägen dieses empathische Menschenbild. Die Theorie Y trifft somit auf die Beschreibung des fröhlichen Narzissten zu.

Dadurch dass der berechnende Egomane zwar Aufgaben delegiert, aber kaum bereit ist, Kompetenzen weiterzugeben, setzt er alles daran, den Eindruck zu vermitteln, dass er unersetzlich ist. Dabei gibt er vor, dauernd erreichbar sein zu müssen, obschon eine gut eingearbeitete und mit Vertrauen «ausgestattete» Stellvertretung die Aufgaben ebenso gut (oder vielfach besser) übernehmen könnte.

Ebenfalls lesen wir immer wieder über Mitglieder von Geschäftsleitungen, welche sich bei der Verrechnung von privaten Bezügen im Gegensatz zu jener der Belegschaft und dann insbesondere bei der Vergabe von Boni andere Massstäbe «gönnen». Wenn sie sich darüber hinaus noch einen besseren und individuellen Informatik Support gewähren oder gar mehr und bessere Geräte, Hilfsmittel oder Mobiliar als die Belegschaft verwenden, kehren sie ihrer Leadership-Vorbildfunktion den Rücken. Auch dafür dürfte wohl letztlich ein wenig ausgeprägtes oder fehlendes Gewissen die Ursache sein.

Noch fraglicher wird die Vorbildfunktion, wenn die in der PCL-R beschriebene Promiskuität im Arbeitsumfeld ausgelebt wird. Führungskräfte, die am Arbeitsplatz eine Beziehung zu einer Person in einem Abhängigkeitsverhältnis eingehen oder sich neben der Ehe auf eine Affäre am Arbeitsplatz (vgl. Clinton u.a.) einlassen, weisen auch schon Ansätze von psychopathischen Symptomen auf.

Was die Entscheidungsfindungsprozesse in Arbeitsgruppen betrifft, wird der Psychopath Geschäfte oder Themen von Arbeitskollegen auch thematisieren, wenn die dafür Verantwortlichen nicht anwesend sind. Damit vermag er die anderen Mitarbeitenden mit Hilfe von Lügen und Projektionen elegant hinters Licht zu führen und so für Verwirrung zu sorgen. Möglicherweise sind deswegen viele Geschäftsleitungen aus auf den ersten Blick unverständlichen, aber aufgrund solcher Überlegungen nachvollziehbaren Gründen stark zerstritten.

BASTA[27] beschreibt, dass der Psychopath, um seine egoistischen Ziele zu erreichen, unter anderen folgende Verhaltensmuster aufweisen wird, mit denen er das soziale Ansehen anderer angreift oder gute Arbeit verunmöglicht.

Ein Psychopath oder Soziopath:

- spricht hinter dem Rücken der Betreffenden schlecht über andere,
- macht andere lächerlich,
- verdächtigt andere, psychisch krank zu sein,
- zwingt den Betroffenen zu einer psychiatrischen Untersuchung,
- macht sich über die Behinderungen anderer lustig,
- imitiert den Gang, die Stimme oder Gesten, um lächerlich zu machen,
- greift die politische oder religiöse Einstellung an,
- macht sich über das Privatleben lustig,
- zwingt andere, unterfordernde oder überfordernde Arbeiten auszuführen, die das Selbstbewusstsein verletzen,
- beurteilt den Arbeitseinsatz in falscher und kränkender Weise,
- verweigert den Dialog,
- macht abschätzige Gesten,
- stellt eine gemachte Entscheidung in Frage,
- und so weiter...

Interessant ist dabei, dass die psychopathischen Täter bei solchen Verhaltensweisen von ihrem Umfeld, das nicht selber in Ungnade fallen will, in der Regel «vorgespielte» Sympathie ernten. Solche gehorchende «Ja-Sager» hoffen, dem Psychopathen zu genügen, indem sie seinen Charme in einer gewissen Weise erwidern.

---

[27] Das Magazin für den öffentlichen Dienst einer Millionenregion in der Sonderausgabe vom September 1997.

In ihrem Buch «Mit Verstand und Herz» zitiert Petra Jenner[28] das Buch «Aggressivität, Dissozialität & Psychohygiene» von Helmut E. Erhardt[29], der die Grundbedürfnisse von Menschen in folgender Reihenfolge aufführt:

- Liebe
- Sicherheit
- Anerkennung
- Raum zu freiem schöpferischen Tun
- Erlebnisse mit Erinnerungswert
- Selbstachtung

Die aus der Erfüllung dieser Bedürfnisse resultierende psychosoziale Gesundheit kann mittels Psychohygiene erhalten werden. Unter psychosozialer Gesundheit wird dabei die Unversehrtheit im Sinne der Selbstbestimmung verstanden, sodass die Wertvorstellungen eines Menschen nicht der mit Unwahrheit behafteten Loyalität weichen müssen. In vielen Betrieben ist dies jedoch nicht einmal im Ansatz vorhanden. Diverse Quellen – und womöglich auch die eigene Erfahrung – belegen, dass der Mensch nur gesund bleibt, wenn er sich in einer Umgebung bewegt, in der er sich wohl fühlt. Die körperliche und geistige Gesundheit führt in der Regel zu zufriedenen Mitarbeitern, die fachlich und sozial kompetent sind und dadurch wesentlich zum Erfolg des Unternehmens beitragen.

Manfred Kets de Vries[30] identifiziert fünf Verhaltensmuster in Unternehmen, die von einzelnen Personen verursacht werden und zu einem fehlerhaften kollektiven Entscheidungsverhalten führen können. Als Folge solcher Muster können ganze Organisationen an den Rand des Scheiterns oder zum Scheitern gebracht werden. Er unterscheidet dabei die dramatische, paranoide, schizoide, zwanghafte sowie depressive «Organisationskultur-Pathologien». Sie lassen sich diagnostizieren, aber auch heilen oder präventiv

---

[28] Jenner, P. (2012). Mit Verstand und Herz – Authentisch und erfolgreich: Führungskraft ist weiblich. Ariston Verlag. S. 148f.

[29] Erhardt, H. (1975). Aggressivität, Dissozialität & Psychohygiene. Verlag Hans Huber.

[30] Kets de Vries, M. & Miller, D. (1984). The Neurotic Organization: Diagnosing and Changing Counterproductive Styles of Management. Jossey-Bass.

vermeiden. Kets de Vries verfügt als Psychoanalytiker über die Kompetenz zum Erkennen von Problemmustern und ist als Nichtbetroffener ausserhalb eines Unternehmens relativ frei von «Enthüllungsängsten».

Der Ausgangspunkt der Argumentation von Kets de Vries ist die paradoxe Beziehungsstruktur von Führungskräften und Mitarbeitern: Auf der einen Seite aktivieren Führungskräfte die Rationalität ihrer Mitarbeiter und richten sie auf Leistung aus. Auf der anderen Seite entsteht häufig unbewusst ein Informationsaustausch, der durch Emotionen, Wünsche und Phantasien der Mitarbeiter und Führungskräfte aufgeladen ist. Beispielsweise idealisieren einige Mitarbeiter ihre Führungskräfte, diese wiederum überschätzen teilweise ihre Macht. Häufig kommen hier noch regressive Kräfte bei den soziopathischen Führungskräften hinzu, bei denen die Furcht vor Erfolg und die Einsamkeit der Führung in Kombination mit Stresssituationen leicht zu neurotischen Führungs- und Kommunikationsstilen (z.B. Führung mit «Zuckerbrot und Peitsche», unvollständige oder gar verfälschte Angaben von Informationen) führen können. Diese Konstellationen haben Auswirkungen auf die unternehmerischen Entscheidungen.

Der entstehende Stress im Rahmen der Führung verstärkt sich gegebenenfalls und bildet, wenn er über einen längeren Zeitraum stabil bleibt, neurotische, organisatorische Defekte: die Organisationskultur-Pathologien.

Aufgrund ihrer Verbreitung in der Praxis und ihrer fatalen Konsequenzen werden von Kets de Vries fünf pathologische Kulturen hervorgehoben:

1 Die *dramatische Organisation* ist durch Hyperaktivismus, Impulsivität, Abenteuerlust und Hemmungslosigkeit gekennzeichnet. Die Entscheidungsträger leben nicht in einer Welt der Tatsachen, sondern in einer der Verdächtigungen und Eindrücke. Die dramatische Atmosphäre richtet sich auf die Frage, wie die einmal gewonnene Aufmerksamkeit erhalten bleibt und führt häufig zu zentralistischer Macht an der Organisationsspitze. Die Organisation operiert auf einer Vielzahl von Märkten, ohne sich tatsächlich auf die Marktbedingungen auszurichten: Vielmehr schafft sie sich ihre eigene Umwelt. Das narzisstische Bedürfnis der Führungsriege äussert sich in extremen Wachs-

tumszielen, die mittels kühner und riskanter Operationen realisiert werden sollen.

2 Die *paranoide Organisation* äussert sich in einer Überbetonung der organisatorischen Kontrolle. Verdächtigungen und Misstrauen des Managements führen zu der Errichtung von Budgetierungssystemen, Cost-Centern, Profit-Centern und der Installation umfangreicher Kostenrechnungsapparate. Diese Mechanismen reflektieren den Wunsch, permanent auf Notfälle vorbereitet zu sein. Das Misstrauen des Topmanagements richtet sich nach aussen, wobei gleichzeitig die interne Diskussion den organisatorischen Informationsstand verbessern soll. Misstrauische Organisationen sind reaktiv, ohne überhaupt zu antizipieren. Zudem äussert sich die Furcht vor Innovationen und Ressourceneinsatz in einem ausgeprägten Konservatismus.

3 Die *schizoide Organisation* leidet unter einem Führungsvakuum, da die oberste Führungskraft dazu neigt, sich zurückzuziehen. Sie legt ein mangelndes Gegenwarts- und Zukunftsinteresse an den Tag, ist nicht involviert und desinteressiert. Der Kernkonflikt besteht in dem Gefühl, dass Interaktionen mit anderen zum Scheitern verurteilt sind und Distanz den sichereren Weg darstellt. Oft wird die zweite Führungsebene zum Schlachtfeld, auf dem Chancen gesehen werden, die eigene Karriere voranzutreiben. Diese Kombination von Desinteresse auf der ersten, und politischen Machtspielen auf der zweiten Ebene führt zu einer Nichtrealisierung strategischer und struktureller Ziele und verhindert eine effektive Koordination und Kommunikation. Informationen über die Umwelt werden nicht ermittelt, der Fokus der organisatorischen Aktivitäten wird aufgrund persönlicher Ambitionen ausschliesslich nach innen verlagert.

4 Die *zwanghafte Organisation* wird durch ihre Rituale und Detailplanung geprägt. Im Vordergrund stehen Gründlichkeit, Vollständigkeit und Konformität, der Schwerpunkt liegt auf Kontroll- und Informationssystemen. Im Gegensatz zur misstrauischen Organisation ist hier aber die Aufmerksamkeit auf die internen Situationen gerichtet. Auch

die Strategie wird explizit fokussiert und immer an einem eng begrenzten Bereich – beispielsweise Kostenreduktion – ausgerichtet. Diese Orientierung ist die Hauptrichtschnur der Organisation, unabhängig von der Umweltsituation. Wandel findet infolge dessen kaum statt.

5 Die *depressive Kultur* wird durch Inaktivität, Vertrauensdefizite und eine ausgeprägte konservative Inselhaltung charakterisiert. Die Atmosphäre ist von Passivität und Ziellosigkeit geprägt und äussert sich in mangelndem Interesse an den Marktbedingungen und damit in einer ausgesprochenen Innenorientierung. Die dominanten Meinungsbildner leiten die Organisation aufgrund ihres mangelnden Selbstvertrauens und ihrer negativen Zukunftsperspektive ziel- und haltlos. Eine explizite Strategieformulierung findet nicht statt, genauso wenig wie ein sinnvoller strategischer Wandel. Dieser organisatorische Typus neigt besonders zur Selbstvernichtung und ist im Falle des Überlebens meist in gesättigten Märkten zu finden.

Diese Kulturpathologien können sich teilweise ausschliessen aber auch gemeinsam vorkommen.

Was kann dagegen unternommen werden? Zur Diagnose von Kulturpathologien ist es notwendig, sich mit typischen Verhaltensweisen im Unternehmen zu beschäftigen und sie aus organisationskultureller Sicht zu interpretieren. Treten oben beschriebene Symptome gehäuft auf, so ist eventuell eine der Pathologien zu diagnostizieren. Zur Heilung von Kulturpathologien bedarf es einer bewussten und vertieften Auseinandersetzung. Es reicht in der Regel nicht aus, die Symptome zu bekämpfen; der zentrale Ansatzpunkt ist die Führungsebene, die nicht funktioniert. Hier sind teilweise drastische Massnahmen, wie die Veränderung der Führungsstruktur, nötig.

Als Prävention schlägt Kets de Vries vor, Schutzmechanismen gegen exzessives Führungsverhalten zu aktivieren. Hierzu gehört die Einbindung von externen Stakeholdern, wie Gewerkschaften, Banken, Kunden sowie internen Kontrollinstanzen, wie die Aufsichtsratsmitglieder, die insgesamt eine realistische Machteinschätzung der Führungskraft unterstützen. Ebenfalls hilfreich sind partizipative Entscheidungsstrukturen oder Vergütungssysteme mit bestimmten Anreizstrukturen, die darauf abzielen, das Wohl der Allgemeinheit zu berücksichtigen. Beurteilung: Unbequem für die Betroffenen, aber hilfreich für das Unternehmen

Der Mehrwert des Ansatzes von Kets de Vries liegt darin, dass er der Erklärung von unternehmerischem Misserfolg eine organisationskulturell orientierte Erklärung hinzufügt. Häufig begründet sich eine verhängnisvoll verlaufende Unternehmensgeschichte in einem problematischen Entscheidungsverhalten, das durch ein pathologisches Kulturumfeld hervorgebracht wird.

Die Ansätze von Kets de Vries sind in der Wirtschafts- und Beratungspraxis sehr bekannt. Werden sie jedoch angewendet, unterliegen sie der Gefahr, dass sie vehement bekämpft werden. Dies liegt auch nahe, da sie in ihrer Konsequenz vor allem die Positionen derjenigen Führungskräfte bedrohen, die bereits zu pathologischen Führungskraft-Mitarbeiter-Beziehungen beitragen. Für das Unternehmen insgesamt ergibt sich aber die Möglichkeit, neben der Lösung von schwerwiegenden Führungsproblemen auch ein organisationales Lernen in Gang zu setzen, in dessen Verlauf konstruktive Kritik (wieder) einen wichtigen Stellenwert erlangt.

Im selben Zusammenhang hat der französische Soziologe Gustave Le Bon (1841-1931) schon früh eine Theorie zum kollektiven (Fehl-)Verhalten formuliert. Nach Le Bons Ansteckungstheorie[31] (engl.: contagion theory) üben soziale Gruppen eine hypnotische Wirkung auf ihre Mitglieder aus. Geschützt in der Anonymität der Menge geben Menschen ihre individuelle Verantwortung auf und ergeben sich den ansteckenden Gefühlen der Masse. Die Menschenmenge entwickelt so ein Eigenleben, wühlt die Gefühle auf und verleitet die Personen tendenziell zu irrationalem Handeln. Systematische

[31] Le Bon, G. (1895). Psychologie des foules. Paris. Deutsche Übersetzung: Psychologie der Massen (2008). Übersetzt von Rudolf Eisler. Digitalisat der 2. Auflage, Leipzig, 1912. Stuttgart: Kröner.

Untersuchungen offenbaren allerdings, dass «die verrückte Masse» kein gedankliches Eigenleben, getrennt von den Meinungen und Intentionen ihrer Mitglieder führt. Dies macht viele Menschen (unbewusst) krank. Ein entsprechendes gesellschaftliches Engagement ist deshalb dringend notwendig.

In einem Referat[32] zeigt die damalige österreichische Gesundheits- und Familienministerin Andrea Kdolsky auf, dass gemäss den neuesten Zahlen der Weltgesundheitsorganisation (WHO) im 21. Jahrhundert in den Industriestaaten das seelische Leid die grösste gesundheitliche Gefahr sein wird. Bis 2020 werden psychische Leiden gleich nach den Herz- und Kreislauferkrankungen an zweiter Stelle liegen. In gewissen Ländern litt jeder Zweite schon einmal in seinem Leben an Depressionen oder emotionaler Erschöpfung (Burnout). Dabei stellt sich die Frage, ob nicht – wie im nächsten Kapitel genauer beschrieben – ein Grossteil der Herz- und Kreislaufprobleme auf psychopathisches Verhalten des Umfelds zurückzuführen ist. Viele krankheitsbedingte Abwesenheiten, hohe Fluktuationsraten und vor allem eine erhöhte Anzahl an Herzproblemen in Unternehmen sind ein ernst zu nehmendes Indiz dafür, dass im zwischenmenschlichen «Klima» in einer Organisation etwas nicht in Ordnung ist. Kets de Vries beschreibt in diesem Zusammenhang, dass im Management Glaubwürdigkeit und Verantwortungsbewusstsein von grundlegender Bedeutung sind, respektive Vertrauen und Loyalität als entsprechende Pendants. Nur Psychopathen beherrschen den Kontrollwahn und nehmen es dabei mit der Loyalität (Integrität) selber nicht sehr genau. Dieses Verhalten stellt für ehrliche empathische Menschen eine hohe psychische Belastung dar. Dieses Phänomen trifft man vielfach auch in Verwaltungen an, bei denen Politikern mit sehr geringer Sozialkompetenz Personalverantwortung zugesprochen wird. Zum Glück gibt es auch rühmliche Ausnahmen, welche die Regel bestätigen.

---

32 Bundesministerium für Gesundheit, Familie und Jugend. Kdolsky: Seelisches Leid wird zur grössten Gesundheitsgefahr im 21. Jahrhundert. Abgerufen am 14.4.2008 unter: http://www.ots.at/presseaussendung/OTS_20080414_OTS0143/kdolsky-seelisches-leid-wird-zur-groessten-gesundheitsgefahr-im-21-jahrhundert

Peter Drucker analysiert dieses Phänomen äusserst nüchtern, indem er beschreibt: «If you're in a company, who is talking about leadership, quit!». Oder übersetzt: «Wenn Sie in einer Firma/Organisation arbeiten, in welcher über Führung gesprochen wird, verlassen Sie diese». Singemäss: Über Leadership kann man nicht reden, man muss es leben! Weiter führt er aus: «Skills can be acquired, not values» – sinngemäss: «Kenntnisse kann man erlernen, Werte nicht».

Es ist daher nicht weiter erstaunlich, dass Firmen oder Organisationen, die ihren «Verhaltenskodex» an jede Stellwand aufhängen, in Mitarbeiterbewertungen oft mässig oder gar schlecht abschneiden. Endlose, ohne Einbezug der Basis dauernd ändernde Strategieprozesse dienen letztlich der Ablenkung von den wahren Problemen. Denn statt ehrliche und fähige Mitarbeitende über Anreizsysteme zu motivieren, werden sie auch heute noch vielerorts als Lohn- und somit Befehlsempfänger betrachtet. Das Verhalten der Führung kann dann mit dem Prinzip der menschlichen Konditionierung über «Zuckerbrot und Peitsche» beschrieben werden. Dass als Folge davon viele Menschen erkranken, ist wohl die logische Konsequenz.

Folgendes Beispiel, welches vielen in dieser oder in einer ähnlichen Weise widerfahren sein dürfte, veranschaulicht die Schwierigkeiten im Umgang mit dem «1%»: *«Im Bewerbungsprozess wird man hofiert und selbstverständlich zum Lunch eingeladen. Kaum hat man unterschrieben, kehrt sich das Blatt. Am ersten Arbeitstag hat man direkt ein Meeting über Mittag, von Lunch keine Rede. So war es an meinem ersten Arbeitstag bei der neuen Firma. Was hatte man sich bemüht, mich zu gewinnen. Am ersten Tag musste ich um Punkt 08:00 weit vom Wohnort erscheinen, hatte ein Meeting über Mittag und abends ein Meeting bis 19:30. Der erste Tag ging also von knapp 6 Uhr bis abends halb 8. Schon an diesem ersten Tag wusste ich (eigentlich), dass ich sofort nach einer neuen Stelle suchen würde....»*

«Wenn andere sich abmühen, tun manche so,
als ob sie die Arbeit leisteten.»

Aesop (um 550 v. Chr.)

5.12 Das Erkennen von alltäglichen «Missetaten» (Delikten)

Die Geschichte und mit ihr die Kultur (Kunst, Literatur, Recht, Moral, Religionen, Architektur etc.) skizzieren, wie sich Menschen immer wieder mit Gut und Böse auseinandergesetzt haben. Bereits in der Schule spielen die Kinder beispielsweise «Räuber und Gendarm». Dabei entwickelt jedes Kind situativ ein gewisses individuelles Rollenverständnis. Während bei der Mehrheit der Mädchen/Frauen in der Regel die Geborgenheit und Fürsorge ausgeprägter sind, steht bei den Knaben/Männern das Raufen im Vordergrund.

Woran lassen sich nun psychopathische Verhaltensmuster in Anlehnung an die eher generell formulierte «Psychopathy Checklist (PCL-R)» von Robert Hare noch klarer erkennen? Im Folgenden werden verschiedene Beobachtungen von Situationen des beruflichen und privaten Alltags ergänzt oder diskutiert. Dadurch sollen eine Art «Anleitungen» entstehen, die einen besseren Schutz vor Missetaten, wie den eingangs beschriebenen Taten gegen Leib und Leben (physische Integrität) oder die Seele (psychische Integrität), ermöglichen.

Sprüche wie «Forsches Auftreten ersetzt die geistige Windstille» oder «Sicheres Auftreten bei totaler Ahnungslosigkeit» kommen nach selbstsicheren, oft nichtssagenden Präsentationen von Blendern (Politikern, Geschäftsführern, Beratern, Projektleitern und vielen anderen) nicht von ungefähr. Sehr oft hat man das Gefühl, dass diese Menschen, die oft auch als Hochstapler auftreten, erst verstehen, was sie denken, nachdem sie es selber gehört haben. Wenn etwas rational nicht nachvollziehbar ist, dann ist also eine Skepsis im Sinne eines gesunden Menschenverstandes angebracht.

Selbst Robert Hare, als Pionier auf dem Gebiet der Erkennung von Psychopathen (Blendern, Hochstaplern), lacht in Interviews darüber, wie er immer wieder hinters Licht geführt wurde und ergänzt, *(...) dass er es eigentlich hätte wissen müssen, aber wie soll man?* Dabei führt er aus: *Ein Betrüger als Rechtsanwalt ist keine beruhigende Vorstellung. Noch bedrohlicher aber wird kühl kalkulierter Missbrauch von Macht und insbesondere Vertrauen, der von Ärzten, hier vor allem im seelischen Bereich wie Psychiatern, aber auch Psychologen, Psychotherapeuten u.a. begangen wird. Ähnliches gilt für Lehrer, Betreuer für Kinder und Jugendliche, theologische Berufe usw.* Professor Dr. Hare macht uns keine Hoffnung, stellt uns keinen Freibrief für die Zukunft aus, wenn er trocken feststellt: *Es ist eine traurige Tatsache, dass wir alle potentielle Opfer sind. Denn nur wenige Menschen sind so gute und sensible Menschenkenner, dass sie nicht auf die Intrigen eines geschickten und entschlossenen Psychopathen hereinfallen würden. Und er klopft an seine eigene Brust, als alter Experte: Selbst wir, die wir uns beruflich mit ihnen beschäftigen, sind nicht vor ihnen sicher (...), gehen ihnen manchmal in die Falle, selbst wenn wir wissen, dass wir es wahrscheinlich mit einem Psychopathen zu tun haben.*

Diese Feststellung umschreibt Allan Schore[33]: *Sie projizieren ihr Chaos nicht nur auf andere, sondern regelrecht in diese hinein!* Dazu Otto Kernberg[34]: (…) *bis man tatsächlich glaubt, dass man selbst einen an der «Waffel» hat!*

Es gibt auf jeden Fall viele Möglichkeiten, die Pseudologie, auch bekannt als «Pseudologia Phantastica», mit welchem die Psychiatrie seit Anton Delbrück (1891) den Drang zum krankhaften Lügen und Übertreiben bezeichnet, zu verstehen und sogar zu durchschauen. Dabei geht es in erster Linie darum, sich mit den Manipulationstechniken von Hochstaplern (Psychopathen) zu beschäftigen. Dazu gibt es eine Vielfalt von Instrumenten zur Persönlichkeitsbestimmung. Diese Verfahren sind jedoch oftmals nicht ausgereift genug oder werden von nicht kompetentem Personal angewendet. Daher bieten sie für Blender und Hochstapler, wie Psychopathen sie sind, gerade in Assessments etliche Vorteile. Dabei warnt beispielsweise Kernberg davor, sich bei der Wahl einer neuen Führungskraft auf *den oberflächlichen Eindruck scheinbarer Anpassungsfähigkeit und charmanter Umgangsweisen zu verlassen. Denn das Geschick, augenblickliche Situationen einzuschätzen, die*

[33] Citicite's Blog. Aufgerufen unter: https://citisite.wordpress.com/prof-dr-hare-psychopathie-sozialarbeiter-asozial/

[34] Citicite's Blog. Aufgerufen unter: https://citisite.wordpress.com/prof-dr-hare-psychopathie-sozialarbeiter-asozial/

Fähigkeit, Konflikte kurzfristig zu klären, die Neigung, sich niemanden zum Feind zu machen und ungestümer Ehrgeiz sind nicht unbedingt Merkmale einer guten Führungskraft. Viele Anstellungen von CEO, CFO, COO oder von Heimleitern oder Kinderbetreuern erfolgen, ohne dass eine Überprüfung des Straf- oder Betreibungsregisterauszugs des Bewerbers erfolgt. Oftmals werden diese vermeintlichen «High-Potentials» oder «ach so freundlichen» Menschen kurze Zeit später wegen krimineller Machenschaften (Unterschlagung, Betrug oder gar sexuellen Übergriffen) überführt.

Hilfreich für die Einschätzung, ob ein Verhalten als psychopathisch gewertet werden kann, ist die Zusammenstellung aus der Webseite karrierebibel.de[35]. Zum Thema «Kollegen aus der Hölle» werden darin alltägliche Situationen beschrieben, welche die wissenschaftlichen Kriterien der PCL-R von Hare abbilden. Aufgrund eigener Erfahrungen und damit zusammenhängenden Erkenntnissen werden diese stellenweise präzisiert und ergänzt. Eine Schlussfolgerung daraus ist, dass es in vielen Teams und Unternehmen solche Kollegen gibt. Meist sind es Hochstapler, die die lautesten und sichtbarsten Mitglieder einer Gruppe sind und den grössten Teil der Aufmerksamkeit auf sich lenken. Diese Kollegen sind immer dann zur Stelle, wenn es gilt, Lob und Anerkennung einzuheimsen. Bei der eigentlichen Arbeit halten sie sich jedoch oft dezent zurück. Das ist meist keine Faulheit, sie sind oft einfach nicht kompetent genug, um sich an wichtigen Projekten ernsthaft zu beteiligen. Die Schwierigkeit besteht darin, dass sich Hochstapler gut verkaufen können, in der Regel aber schwierig zu erkennen sind.

Warum sollte denn ein Hochstapler möglichst früh erkannt werden? Weil sonst die aktiven und kompetenten Teammitglieder und Kollegen irgendwann enorm frustriert sein werden. Denn Hochstapler haben die überragende Eigenschaft, sich gegenüber dem Chef, Kollegen oder Mitarbeitern als das wichtigste Teammitglied darstellen zu können. Dabei gehen sie völlig skrupellos vor. Dies hat zur Folge, dass die hart arbeitenden Kollegen, welche

---

[35] Müller, C. (2012). Kollegen aus der Hölle. 11 Signale, an denen Sie Hochstapler erkennen. Abrufbar unter: http://karrierebibel.de/kollegen-aus-der-holle-11-signale-an-denen-sie-hochstapler-erkennen/

eine Leistung erbringen, das Nachsehen haben, da der Hochstapler diese als seine eigene Leistung verkauft und dafür noch die Lorbeeren erhält. Das drückt auf die Stimmung und schadet dem jeweiligen Team.

Doch es gibt einige Warnsignale. Nachfolgende Signale können dabei helfen, einen Hochstapler frühzeitig zu erkennen, bevor er dem Team schaden und die Arbeitsatmosphäre beeinträchtigen kann. Dabei gilt es zu beachten, dass es keine untrüglichen Zeichen oder Sicherheiten gibt. Einerseits wird es immer Hochstapler geben, die durch den Radar der Personalverantwortlichen rutschen. Andererseits ist nicht gleich jeder Mensch, auf den eines oder mehrere der folgenden Zeichen zutreffen, gleich auch ein Hochstapler. Die endgültige korrekte Entscheidung kann aufgrund des gesunden Menschenverstandes getroffen werden, indem dabei auch auf Intuition und Erfahrung vertraut wird.

- *Einarbeitung ist unnötig:* Wenn ein neuer Mitarbeiter in eine Abteilung stösst, dabei eine Einarbeitung als überflüssig abtut, sollten die Beteiligten vorsichtig sein. Auch die kompetentesten Fachkräfte brauchen etwas Zeit, um sich in einem neuen Team zu orientieren.
- *Sie können einfach alles:* Das gilt ebenso für Mitarbeiter, die niemals Aufgaben ablehnen und sich alles zutrauen. Diese überschätzen sich entweder oder wollen sich besonders gut präsentieren. Doch das geht irgendwann schief.
- *Alle Aufgaben werden delegiert:* Wenn ein Mitarbeiter alle Aufgaben geschickt delegiert und nichts mehr selbst tut, ist seine Kompetenz fraglich. Dies kann überprüft werden, indem man ihn mit anspruchsvollen Aufgaben, die er selber erledigen muss, betraut.
- *Er hat immer etwas zu sagen:* Kollegen, die sich in jeder Diskussion zu Wort melden und sich immer wieder als Wortführer positionieren, sind entweder enorm kompetent, oder aber klassische Hochstapler.

- *Es gibt kein Wir:* Ein Hochstapler lässt sich schon anhand sprachlicher Formulierungen identifizieren. Spricht ein Mensch immer nur in der Ich-Form und erwähnt er Kollegen als Teil des Arbeitsergebnisses dabei fast oder gar nicht, sollte dies – in Anlehnung an die PCL-R von Robert Hare – zu denken geben.
- *Übernimmt immer die Meinung des Chefs oder suggeriert ihm, was richtig ist:* Auf den ersten Blick vertreten Hochstapler ihre Meinung wortgewaltig und überzeugt. Doch bei genauerem Hinsehen stellt sich heraus, dass sie eigentlich nur der Meinung des Chefs folgen und sich diese zu eigen machen. Mitarbeiter, die dem Chef nie widersprechen, sollten Sie im Auge behalten.
- *Die Hierarchie wird ignoriert:* In den meisten Unternehmen gibt es eine klare Hierarchie. Teammitglieder wenden sich in der Regel zuerst an ihren Abteilungsleiter oder direkten Vorgesetzten, bevor sie zum übergeordneten Chef gehen. Hochstapler ignorieren diese Hierarchie gerne, um sich direkt beim Chef oder nicht unterstellten Mitarbeitenden in Szene zu setzen. Damit wird versucht, sich zu inszenieren, um dabei gleichzeitig die eigene Grandiosität zu beteuern.
- *Sucht stets seinen eigenen Vorteil:* In einem funktionierenden Team helfen sich Kollegen untereinander auch dann, wenn daraus kein direkter Nutzen für den Einzelnen entsteht. Hochstapler tun das nicht, sie achten darauf, aus jeder Aktion den eigenen Vorteil zu ziehen, um sich damit gut darstellen zu können. Das fällt schnell auf.
- *Er ist nicht kritikfähig:* Womöglich einer der schnellsten und einfachsten Hinweise, an denen Hochstapler erkannt werden können, ist der Umgang mit Kritik. Hochstapler sind enorm auf ihre Reputation bedacht. Kritik, vor allem wenn sie berechtigt ist, verstehen sie oft als Angriff auf ihren guten Ruf und setzen sich dementsprechend zu Wehr. Ein konstruktiver Umgang mit Kritik fällt ihnen schwer.

- *Fehler gibt es nicht:* Schuld sind immer die anderen! Aufgrund dieser Einstellung und des darauffolgenden Verhalten lässt sich ein Hochstapler erkennen. Fehler werden auf andere Kollegen abgewälzt und die Verantwortung für das eigene Verhalten wird nicht übernommen. Das würde dem eigenen Ruf schaden.
- *Fehler werden angeprangert:* Bei Fehlern von Kollegen sieht die Sache jedoch anders aus. Diese wird ein Hochstapler anprangern und hervorheben, wenn er sich davon einen Vorteil verspricht. Das vergiftet die Atmosphäre im Betrieb und im Team schnell. Dies lässt sich vor allem daran erkennen, dass der sogenannte Kontrollwahn allgegenwärtig ist. Die Einhaltung von Vorgaben, Auflagen, aber auch unsinnigen Bestimmungen wird pedantisch eingefordert. Dieselben gelten aber nicht für den Hochstapler selbst.
- *Die Gedanken und die Formulierungen sind oft stark verschachtelt:* Wenn der Hochstapler so richtig in Fahrt kommt, verwendet er komplexe Beschreibungen. Diese Gedanken, die oberflächlich plausibel erscheinen, können bei genauerem Hinsehen oft nicht nachvollzogen werden. Ein sprachlich recht bekanntes und darüber hinaus interessantes, in einer gewissen Weise sogar amüsantes Beispiel stellt in diesem Zusammenhang ein Auszug der Seite 51 der Dissertation von Karl Theodor zu Guttenberg dar: *Europa als Gedanke, Gewissheit und Realität könnte, am Ende dieser Stufenleiter angelangt und auf dem Weg zur Tradition, zum Scheitelpunkt zwischen Konservatismus und Moderne werden, der weder die Option der Gradwanderung noch die Gelegenheit der Verbindung jener Elemente auszuschliessen vermag.* Auch nach mehrmaligem Lesen wird ein vernunftbegabter Leser kaum jemals inhaltliche Substanz in diesen Ausführungen vorfinden. Ob diese Ausführungen dabei vom genannten Urheber selber verfasst wurden, dürfte in diesem Fall sogar umstritten sein.

- *Lacht über die anderen, nicht aber über sich selbst:* Wenn der Hochstapler Witze macht, sind diese meistens auf Kosten von anderen. Dies äussert sich in erniedrigenden Witzen über Frauen, Behinderte oder Minderheiten, resp. Randgruppen. Dadurch, dass sein Umfeld sich mit ihm (unbewusst) solidarisiert, zwingt er als vermeintlicher «Überflieger» in einer gewissen Weise seine Gefolgschaft dazu, aus impulsiv-feindseliger Unterwürfigkeit mitzulachen. Dies lässt sich bei der Beobachtung von sogenannten JA-Sagern (als fremdbestimmte Gefolgschaft des Psychopathen, also sekundäre Psychopathen) erkennen. Deren Körperhaltung wirkt unterwürfig und verängstigt. Sie verhalten sich dabei in einer gewissen Weise «contre-coeur» und keinesfalls authentisch. Solch ein Verhalten kann zum Beispiel in Dokumentarberichten des Dritten Reiches beobachtet werden, in welchen sich die Entourage des Führers bei jeder Aussage (nonverbal) einschmeichelt.
- *Sie sind oft recht jung:* Damit eine Führungskraft umsichtig agieren kann, braucht sie entsprechende Erfahrungen im Umgang mit den unterschiedlichsten Menschen. Hochstapler haben bereits als weit unter 45-Jährige vermeintlich unheimliche Leistungen vollbracht. Guttenberg beispielsweise war gerade mal 38 Jahre alt, als er Minister wurde. Auch der sich selbst bekennende Hochstapler Gert Postel war erst 24 Jahre alt, als er als Dr. med. Dr. phil. Clemens Bartholdy für die Stelle des stellvertretenden Amtsarztes in Flensburg eingestellt wurde.

In diesem Zusammenhang ist auch die Antwort Postels auf die Frage, worüber er promoviert habe, aufschlussreich: *«Über die Pseudologia phantastica am literarischen Beispiel der Figur des Hochstaplers Felix Krull nach dem Roman von Thomas Mann und die kognitiv induzierten Verzerrungen in der stereotypen Urteilsbildung»*. Wenn bereits ein solcher Titel für Normalsterbliche nicht Sinn macht, wie können dann erst entsprechende Ausführungen überhaupt verstanden werden? Solche Selbstdarstellungen sind daher als Wichtigtuerei zu betrachten.

(Viele) Menschen haben jedoch in solchen Fällen das Gefühl, sich blosszustellen, wenn sie bei inhaltlichen Unklarheiten nachfragen. Dies ist jedoch meistens ungerechtfertigt, da Blender einem wirklich und gerne alles vorgaukeln können. Ein ausreichendes Misstrauen (ohne dabei paranoid zu werden) gepaart mit gesundem Menschenverstand ist, wie erwähnt, die beste Voraussetzung im Umgang mit solchen Blendern. Wenn etwas zu irrational ist, dann ist es meistens auch nicht korrekt. Bleiben konkrete Fragen unbeantwortet oder wird davon abgelenkt, dann ist ein Verhalten suspekt. In solchen Fällen wird sich nur selten eine inspirative und somit innovative Atmosphäre entwickeln und gute zwischenmenschliche Erlebnisse mit spannenden Ergebnissen werden eine Ausnahme darstellen. Denn Psychopathen leben täglich konsequent und unreflektiert nach dem Grundsatz: «Weiss alles, kann alles, darf alles, will alles, kriegt alles».

Aufschlussreich sind auch die Ausführungen von Martha Stout aus ihrem Buch «Der Soziopath von nebenan», in dem ähnliche Muster beschrieben werden. Diese werden nachfolgend zusammengefasst, als weitere Ergänzung von Anzeichen, an denen Psychopathen erkannt werden können (Stout spricht von Soziopathen; 2004 war die Unterscheidung noch nicht bekannt):

- *Sie sind reizend*: Damit wird ihr Charisma beschrieben, mit dem sie schon allein deshalb Anhänger um sich scharen, weil die Menschen ihnen nahe sein möchten. Sie tragen dabei eine «Glut» in sich, die vor allem Menschen anzieht, die nach Führung oder Leitung suchen. Oftmals wirken sie dabei sexy oder haben eine starke sexuelle Ausstrahlung. Natürlich ist nicht jeder, der sexy wirkt, ein Psychopath. Bei übermässiger sexueller Begierde und merkwürdigen Fetischen sollte man jedoch auf der Hut sein.
- *Sie sind spontaner und intensiver als andere Menschen*: Dabei neigen sie dazu, seltsame oder sogar unberechenbare Dinge zu tun, die ein normaler Mensch nicht so leicht tun würde. In diesem Zusammenhang werden gesellschaftliche Sitten kaum respektiert. Ihr Verhalten wirkt oft irrational und in gewissen Fällen sogar riskant und furchtlos.

- *Sie kennen kein Gefühl von Scham, Schuld oder Reue*: Die Fähigkeit, solche Emotionen in ihrem Gehirn zu verarbeiten, ist nicht angelegt. Menschen können so bedenkenlos betrogen und bedroht werden. Dabei wird alles unternommen, was dem eigenen Interesse dient, auch wenn anderen damit geschadet wird.
- *Sie erfinden ungeheure Lügen über ihre Erfahrungen*: Um zu beeindrucken, werden Geschichten übertrieben dargestellt. So lange sie darüber erzählen, erscheinen die Aussagen irgendwie glaubwürdig. Die folgenden beiden Beispiele veranschaulichen hochstaplerische Aussagen, die im Grunde nichts anderes als Lügen sind. So kann er/sie nach einer berauschenden Party sagen: «Ich war komplett besoffen und wurde beim Heimfahren zweimal von der Polizei angehalten, um einen Test durchzuführen, aber ich hatte jedes Mal nur 0.2 Promille». Der Widerspruch ist bei genauerer Betrachtung offensichtlich. Oder ein Zitat von Mike Adams: *Ein normaler Mensch würde sagen: «Ich musste mich übergeben». Ein Soziopath würde sagen: «Ich habe einen neun Meter langen Bandwurm erbrochen». Und ein Psychopath würde vielleicht noch Einzelheiten hinzufügen wie: «Und dann ist der Bandwurm die Wand heraufgekrochen, hat sich auf mich gestürzt und versucht, mich zu erdrosseln!».*
- *Sie wollen andere dominieren und um jeden Preis «gewinnen»*: Sie ertragen es nicht, einen Streit zu verlieren. Dabei werden sie ihr Lügengespinst mit allen Mitteln verteidigen, bis hin zur logischen Absurdität. Viele Menschen verzichten dann darauf, der Wahrheit hartnäckig auf den Grund zu gehen.
- *Sie sind in der Regel überaus intelligent*: Dabei nutzen sie ihre Geisteskräfte aber lieber dazu, andere zu täuschen, anstatt ihre Fähigkeiten weiterzuentwickeln. Ihr recht hoher Intelligenzquotient macht sie oft gefährlich. Das ist der Grund, warum einige der bekanntesten Serienmörder, die sich erfolgreich der Strafverfolgung entziehen konnten, Psychopathen waren.

- *Sie sind unfähig zur Liebe:* Da sie sich (selbstverliebt) nur um sich selbst kümmern, verstehen sie es, Liebe oder Leidenschaft vorzutäuschen. Damit bekommen sie in der Regel, was sie wollen. Liebe wird dabei nicht so empfunden wie es andere normale Menschen empfinden.
- *Sie nutzen eine poetische Sprache:* Sie sind wahre Meister der Wortschöpfung. Mit dieser Fähigkeit vermögen sie Monologe im Stil eines «Bewusstseinsstroms» zu halten. Oft sind diese dabei gleichermassen faszinierend und sogar in einer gewissen Weise hypnotisierend. Sie sind Experten im Geschichtenerzählen, manchmal sogar Dichter.
- *Sie lassen andere auflaufen:* Mit Hilfe der Verschleierung vermögen sie immer wieder Unklarheiten hinsichtlich des genauen Sachverhaltens aufkommen zu lassen. Dabei vermeiden sie unter anderem Antworten auf konkrete Fragen oder gehen mit ihrer Antwort gar nicht konkret auf die Frage ein. Dies entspricht dem Grundsatz «Wer warten lässt, übt Macht aus (und stellt sich somit über andere Menschen)».
- *Sie entschuldigen sich (fast) nie:* Da sie unreflektiert sind, können sie sich auch nie irren und fühlen sich daher auch nie schuldig. Selbst wenn sie nachweislich im Unrecht sind, verweigern sie eine Entschuldigung und gehen stattdessen zum Angriff über. Nur in den seltensten Fällen überwinden sie sich zu einer Entschuldigung. Dabei wirkt diese kaum authentisch, da sie damit wieder einen eigenen Vorteil erlangen wollen. Eine Entschuldigung wird daher oft zur Rechtfertigung einer Lüge eingebracht.
- *Sie sind wahnhaft:* Sie glauben buchstäblich daran, dass alles, was sie sagen, Wirklichkeit wird oder eben ist, nur weil sie es sagen! Charles Manson, der psychopathische Mörder, ist berühmt für seine Worte: «Ich habe nie jemanden umgebracht! Ich brauche niemanden umzubringen! Ich denke es! Ich habe es hier! (Zeigt

auf seine Schläfe.) Ich brauche nicht in dieser physischen Welt zu leben…».

Diese Ausführungen zeigen auf, dass Menschen mit psychopathischen Eigenschaften ihre Sicht der Dinge allem anderen überordnen. Sie sind unfähig, eine kritische Selbstreflexion vorzunehmen, um sich dabei zu verändern. Damit lässt sich die weitverbreitete Unzufriedenheit vieler Menschen aus ihrem Umfeld erklären, die im Grunde genommen viel Wert auf Harmonie legen. Das zermürbende Verhalten von Psychopathen zwingt sie dazu, nachzugeben. Dabei findet eine ungewollte Instrumentalisierung statt, die je nach Ausprägung die psychische Gesundheit stark beeinträchtigen kann.

Der Psychopath bezieht beim Mobbing (Bossing, Stalking oder ähnlichem Verhalten) die Defizite seiner Gegenüber, wie Harmoniebedürftigkeit oder Naivität mit ein und suggeriert ihnen das Gefühl der eigenen Grandiosität. Dieses Verhaltensmuster der antisozialen Interaktion bezieht sich vor allem auf die impulsiv-feindseligen Menschen, also mithin die sekundären Psychopathen, da diese das Verhalten der primären Psychopathen unreflektiert (und unbewusst) übernehmen. Mit seinen unglaublichen Tugenden, seinem (oberflächlichen) Charme und seiner meist anfänglichen emotionalen und oft auch materiellen Grosszügigkeit gibt der primäre Psychopath seinen Opfern, wie erwähnt, ein Gefühl der Grossartigkeit. Dabei hat er auf lange Sicht nur sein eigenes Interesse im Sinn. Spätestens dann, wenn es darum geht, eigene Bedürfnisse zu befriedigen, wird er seine Grosszügigkeit ausspielen und das Opfer erpressen, indem er bei in ihm ein schlechtes Gewissen erzeugt. Dadurch erfolgt eine äusserst subtile psychische Drangsalierung, durch welche das Gegenüber gefügig gemacht wird. Diese äussert sich meistens in Lügen, Beleidigungen oder Unterstellungen, die als emotionaler Erpressung eingesetzt werden. Anstatt sich dagegen zu wehren, nehmen viele Opfer diese Beleidigungen einfach hin und meinen, sie selbst seien das Problem und hätten das irgendwie verdient (vgl. Hare). Nur wirklich selbstbestimmte Menschen, die in der Lage sind, psychopatisches Verhalten zu durchschauen, vermögen diesem Psychoterror ernsthaft entgegenzuwirken und sich dabei möglichst schadlos zu halten.

Wie ein Psychopath konkret vorgeht, um seine Opfer zu verunsichern und wie diese sich dabei fühlen, erklärt in eindrücklicher Weise der sich selbst bekennende Psychopath Sam Vaknin als Autor des Buches: «Malignant Self-Love: Narcissism Revisited» und Hauptdarsteller der erwähnten Dokumentation «Ich bin ein Psychopath». Dadurch, dass er sich als Psychopath outet, mutiert er förmlich vom Täter zum Rattenfänger.

Im Zentrum des ARTE Dokumentarfilms[36] des Journalisten Ian Walker steht die Überprüfung der Behauptung seines Darstellers Sam Vaknin im Zentrum. Die in Zusammenarbeit mit vielen Wissenschaftlern erarbeiteten umfangreichen Analysen beginnen mit den Worten:

> *Darf ich (Ian Walker) Ihnen «Sam Vaknin» vorstellen. Er hat keine Angst davor, über die Dämonen in seinem Kopf zu sprechen. «Ich habe kein Gewissen. Mir fehlt jedes Mitgefühl. Ich werde leicht ausfallend und bekomme schreckliche Wutanfälle, die ich nicht kontrollieren kann.» Oder über die Defizite anderer: «Du bist ein feindseliger Filmemacher. Ein feindseliger, uninformierter, geistig träger, unvorbereiteter, unorganisierter Filmemacher». Vielleicht ist er einfach der ehrlichste Mensch, den ich kenne. «Ich habe kein Problem damit, es zuzugeben. Ich bin ein Psychopath und verhalte mich psychopathisch.» Oder der beste Lügner? Wir vereinbarten also, einen Film zu machen, um herauszufinden, ob er ohne Gewissen geboren wurde. Ich hatte gehofft, während der Dreharbeiten etwas zu lernen. Ich dachte, es könnte sogar Spass machen. Da hatte ich mich wohl gründlich geirrt. «Ich habe noch nicht einmal angefangen, dich schlecht zu behandeln.»*

Im dem rund 80-minütigen Beitrag sucht Ian Walker zusammen mit seinem Reporterteam und Sam Vaknin führende Institute und Wissenschaftler auf, die sich mit Psychopathie beschäftigen. Dabei wird in allen Ergebnissen der verschiedenen durchgeführten Tests bei Vaknin ein sehr hohes Mass an psychopathischem Verhalten diagnostiziert. Gegen Ende des Beitrags schildert

---

[36] © ZDF (2008). Abrufbar im Kapitel 7.10 «Audiovisuelle Quellen» Seite 137, Nr. 1 und 2.

Sam Vaknin, wie das Opfer eines Psychopathen dessen «Pöbeleien» verarbeitet:

> *«Dein Körper wurde sofort von Adrenalin durchflutet. Wenn diese Hormone in den Blutkreislauf eindringen, reagiert dein Gehirn, indem es bestimmte Zentren ausschaltet und andere aktiviert, das nennt man Stressreaktionen oder Stresssyndrom. Hört die Pöbelei auf, sinkt der Adrenalinspiegel wieder und dabei gerät das gesamte System durcheinander. Das Herz, das einen Adrenalinstoss bekam und 30 bis 50% schneller schlug, muss sich wieder anpassen. Der Blutdruck sinkt rapide und du wechselst von Bluthochdruck zu niedrigem Blutdruck. Viele Körperfunktionen drehen durch, während man drangsaliert wird. Vor allem danach. Tyrannen gehen also normalerweise nach dem Prinzip Start und Stopp vor. Damit erreichen sie ein maximales Stresssyndrom. Es ist das grosse Geheimnis des Mobbing. Kleine Dosen. Den Rest übernimmt das Opfer.» (Dieses Empfinden wird vor allem aufgrund von Angst erzeugt). Nach einer kurzen Pause legt er noch einen drauf, indem er dem Reporter Ian Walker noch sagt: «Du zitterst ja schon weniger, das muss sich ändern».*

Eine grosse Herausforderung besteht nun darin, dass eine Verletzung der physischen Integrität sich zwar mittels der Spurensicherung, Bildern der Tat, DNA-Spuren und dergleichen oft nachweisen und beweisen lässt, der Nachweis der Verletzung der psychischen Integrität (Seele) hingegen eine erheblich grössere Herausforderung darstellt, da sie ohne entsprechende Spuren nur wenig glaubhaft erscheinen dürfte. Daher sind psychopathische Täter, welche mit Psychoterror Leid zufügen, viel schwieriger zu überführen.

«Geschickte Reden und eine zurechtgemachte Erscheinung sind selten Zeichen von Mitmenschlichkeit»

Konfuzius (551-479 v. Chr.)

5.13 Warnsignale zum Schutz vor «Missetaten» (Delikten)

Wie kann man sich nun vor solchen psychischen Verletzungen schützen oder sich dagegen wehren? Die Antwort kann im Internet mittlerweile schon als allgemeine Empfehlung nachgelesen werden und fällt dabei recht ernüchternd aus. Wenn man als selbstbestimmter Mensch feststellt, dass man in die Falle eines Psychopathen geraten ist, gibt es nur zwei Möglichkeiten: Entweder man ist der grössere Psychopath oder man läuft weg. Die Gesellschaft ist noch zu weit davon entfernt, Opfer umfassend schützen zu können. Dies ist auch deshalb so, da unter den Menschen, von denen Unterstützung erwartet wird, auch antisoziale Persönlichkeiten zu finden sind. Möglicherweise sind nur wenige Menschen in der Lage, sich der Wahrheit verpflichtet selbstbestimmt gegen die Instrumentalisierung und die damit verbundene unbewusste Fremdbestimmung zur Wehr zu setzen. Je nach Ausprägung der mit Naivität gepaarten Empathie dürften daher auch die Reaktionen oder eben das Empfinden von Opfern unterschiedlich ausfallen.

Ein Ansatz, um sich vor solchen antisozialen Menschen besser zu schützen, ist die genaue Analyse derer sprachlichen Formulierungen. Psychopathen lassen sich an angsteinflössenden sprachlichen Formulierungen und Verhaltensmustern erkennen. Neben der Verwendung von Kraftausdrücken (Befehl, Gefolgschaft, gehorchen, Chef etc. anstelle von Bitte, Mitarbeiter, beitragen, Vorgesetzter etc.) verwenden sie oft Wortspiele[37], die Opfer dazu bringen, sich den Gedanken des Machthungrigen in einer gewissen Weise zu unterwerfen. Marshall Rosenberg hat in diesem Zusammenhang das Modell der gewaltfreien Kommunikation entwickelt. Dieses basiert zwar auf der Wirkung solcher sprachlichen Manipulationen, nimmt aber keinen Bezug auf die Ursachen solcher Interaktionen, wie sie im Kapitel 5.8 erläutert werden. Auch Hervey M.D. Cleckley beschrieb bereits vor mehr als 70 Jahren in seinem Werk «The Mask of Sanity», dass verbale Unstimmigkeiten festgestellt werden können. Im Rahmen von neurobiologischen Untersuchungen konnte

[37] Konkrete Beispiele dazu sind u.a. in den Kapiteln 7.3 «Manipulation in der Kommunikation (Rhetorik)» und im Kapitel 7.5 «Wahrheit, Loyalität und andere Zitate» zu entnehmen.

mit Hilfe der Messung von Hirnströmen bei der Verwendung von emotionalen Begriffen beobachtet werden, dass die Beschreibung von «Freude» oder «Tisch» für einen Psychopathen sinngemäss gleichbedeutend sind. Empathische Menschen brauchen für die Verarbeitung von emotionalen Umschreibungen eines Begriffs mehr Zeit, da zu diesem Zeitpunkt mehr Emotionen erzeugt werden als bei neutralen Beschreibungen. Diese emotionale Entscheidungsfindung stellt dabei gewissermassen einen Schutzmechanismus dar, der mögliche Fehlentscheide zu verhindern versucht.

US-Forscher haben in diesem Zusammenhang mit Hilfe eines Computerprogramms mehr als drei Millionen Tweets analysiert. Sie untersuchten die gesendeten Tweets und die darin vorkommenden Wörter. Anschliessend wurden Auffälligkeiten der User mit zuvor gemachten Persönlichkeitstests abgeglichen. 3'000 Freiwillige machten bei dem Experiment mit. Bei 41 Probanden, was in etwa 1% entspricht, stellten die Forscher psychopathische Persönlichkeitszüge fest. Diese Minderheit gab sich auf Twitter wie folgt zu erkennen: Psychopathen tendierten im Vergleich zu den anderen Probanden bei ihren Tweets dazu, häufiger Konjunktionen, wie zum Beispiel das Wort «weil», zu verwenden. Ihre Sprache war weniger flüssig und sie benutzten doppelt so viele Wörter, die sich auf körperliche Bedürfnisse wie Essen und Sex beziehen.

Des Weiteren sind suggestive Aussagen, welche die eigene Unschuld beteuern oder die eine Handlung des Gegenübers verunmöglichen, suspekt. Anstelle unzähliger Beispiele seien die vier folgenden stellvertretend aufgeführt:

- «... wir wollen doch keine schmutzige Wäsche waschen»
- «... ich hinterlasse keine Leichen im Keller»
- «... in Tat und Wahrheit»
- «... die kalte Schulter zeigen»

Solche Hinweise, die darauf abzielen, beim Empfänger der Nachricht eine Erwartung zu erfüllen und dabei (als Projektion) an die Loyalität des Empfängers appellieren, versuchen, die Selbstbestimmung auszuhebeln und sind als Akt der Macht zu werten. Wer würde schon einem Vorgesetzten widersprechen, wenn dieser sagt, er wasche keine schmutzige Wäsche oder er würde nie Leichen im Keller hinterlassen? Durch ein solches Verhalten würde man ihm ja die kalte Schulter zeigen und wäre absolut illoyal. Bei solchen Äusserungen kann man daher mit grösster Wahrscheinlichkeit davon ausgehen, dass das Gegenüber versucht, einen zu manipulieren.

Neben Aussagen (verbaler Kommunikation) liefert auch das Verhalten (nonverbale Kommunikation) Hinweise auf eine menschenverachtende Haltung. Viele Straftäter zeigen sich – neben übertriebener, gespielter Reue – nach Urteilen mit hohem Strafmass selbstsicher und kriegerisch, indem sie lachen oder dem Opfer gar noch verachtende Blicke zuwerfen. Die Beobachtung dieses authentischen mimischen Verhaltens liefert genaue Signale. Je nach Situation kann ein menschlicher Ausdruck freudig, traurig, wütend, verängstigt, angeekelt, überrascht oder verachtend sein. Empathische Menschen werden diese Ausdrücke (ausser Verachtung) jeweils entsprechend authentisch wiedergeben und wohl kaum je einen verachtenden Blick für andere Menschen übrig haben. Bei Psychopathen ist es gerade umgekehrt, d.h. dass in ihrer Mimik ausser Verachtung kaum differenzierte Ausdrücke wahrgenommen werden können. Dementsprechend weisen die besten Poker-Spieler (Zocker) mehrheitlich psychopathische Züge auf.

Es ist also möglich, beim Anblick eines Menschen psychopathisches Verhalten zu beobachten und somit zu vermuten. Diese Gabe entwickeln (oft unbewusst) vornehmlich Psychoanalytiker, Kriminalermittler, Gefängnismitarbeiter, Mitarbeitende von psychiatrischen Anstalten oder Menschen, die mit antisozialen Menschen «schadlos» aufgewachsen sind oder längere Zeit mit ihnen zusammengelebt und dieses Muster erkannt haben.

Da die Verletzung der psychischen Integrität, wie oben erwähnt, vielfach nicht einfach nachgewiesen werden kann, verzweifeln immer mehr Menschen daran. Gefährdet sind dabei vielfach empathische, gutmütige, naive, ehrliche und somit integre Menschen, welche hohe Ansprüche an ihre ethischen und moralischen Grundwerte aufweisen. Sie können bei der Begegnung mit einem Psychopathen ohne entsprechendes Verständnis der beschriebenen Vorgänge grossen seelischen Schaden erleiden. Sie leiden nach solchen emotional und rational nicht nachvollziehbaren Situationen an Panikattacken und Schlafstörungen. Diese können mit Atemnot und Herzrasen einhergehen sowie Wahrnehmungsdefizite hervorrufen.

Dieser Negativspirale kann letztlich auch ein Suizid oder ein Herzstillstand folgen. Im Gegensatz zum verbreiteteren Herzinfarkt wird beim Herzstillstand oft der Begriff des «gebrochenen Herzens» verwendet. Dieser kann nach einer ausserordentlichen emotionalen Belastung, wie zum Beispiel dem Tod einer nahestehenden Person, Mobbing am Arbeitsplatz oder einer unerwarteten finanziellen Notlage, hervorgerufen werden. Forscher[38] haben mittlerweile den Nachweis erbracht, dass sich beim Syndrom des gebrochenen Herzens die Pumpfunktion des Herzens meist wieder vollständig erholt und nach ein paar Wochen der Herzmuskel in der Regel wieder normal funktioniert. Beim Herzinfarkt hingegen entstehen Narben, die dauerhaft bleiben und das Pumpen beeinträchtigen können. Um einem gebrochenen Herzen vorzubeugen, kann externe Hilfe zwar hilfreich sein. Der Betroffene muss die Gefahr solcher Belastungen für seine Gesundheit aber in erster Linie selber erkennen. Mit dem Erkennen und Verstehen der eigenen Situation kann eine entsprechende mentale Verarbeitung viel rascher erfolgen.

In diesem Zusammenhang ist oft auch von der posttraumatischen Belastungsstörung die Rede. Unter diesem Aspekt wäre für die Zukunft zu prüfen, ob im Falle eines Herzstillstandes («gebrochenes Herz» oder «Takotsubo-Syndrom») oder eines Suizids allenfalls eine Straftat (Erpressung, Drohung oder gar Nötigung) eines Sozialstraftäters vorliegt, indem im Umfeld des Opfers nach Menschen mit psychopathischem Verhalten gesucht wird.

Aufgrund des antisozialen Verhaltens gewisser Zeitgenossen ist es nicht weiter erstaunlich, dass die Anzahl der Fälle von Burnouts und sonstigen Erkrankungen, welche das Immunsystem stark schwächen, stetig zunimmt. Durch

[38] SRF 1: Diagnose: Gebrochenes Herz. Abgerufen am 1.10.2014 unter: http://www.srf.ch/gesundheit/koerper/diagnose-gebrochenes-herz oder SRF: Einstein Phänomen: gebrochenes Herz. Abgerufen am 6.3.2015 unter: http://www.srf.ch/gesundheit/koerper/gebrochenes-herz-im-schlimmsten fall droht der tod

den erlittenen Stress aufgrund irrationaler Pöbeleien (wie sie Sam Vaknin beschreibt) oder sonstigen verbalen Angriffen wird das vegetative Nervensystem in Hochspannung versetzt. Ein Schutz dagegen bildet die kritische Selbstreflexion und die Auseinandersetzung mit dem Umstand, dass dieses Phänomen letztlich als menschlich zu akzeptieren ist.

Als Ergänzung zu den bisher beschriebenen Verhaltensmustern seien nachfolgend noch die aus der Sicht von Opfern durch Joseph Carver auf seiner Homepage[39] aufgeführten 20 Warnsignale festgehalten. Diese aus dem Englischen von Claudia Moscovici übersetzten Schilderungen und die aufgrund eigener Beobachtungen ergänzten Alltagssituationen dürften vor allem jenen bekannt vorkommen, die schon einmal oder mehrmals Ähnliches erlebt haben. Bei der Durchsicht lassen sich auch wieder viele Eigenschaften, wie sie in der PCL-R von Robert Hare beschrieben sind, erkennen. Dass die nachfolgende Zusammenstellung (wie bei Hare) auch 20 Punkte umfasst, ist eher zufällig. Mit dieser Liste werden die typischen Eigenschaften von Psychopathen (Carver spricht von «Losern») und deren Auswirkungen auf hilflose Opfer beschrieben.

Diese Liste soll Frauen und Männern gleichermassen helfen, potentiell schädliche Beziehungen zu erkennen, bevor ein ernsthafter emotionaler oder körperlicher Schaden erlitten wird. Mit einem ausreichenden gesunden Menschenverstand lässt sich erkennen, ob man in einer Beziehung mit einem Psychopathen ist, war oder sogar daran ist, eine solche einzugehen.

Zunächst weist Carver darauf hin, dass ein Mensch nicht alle aufgeführten Symptome aufweisen muss, um gefährlich zu sein. Bereits drei dieser Symptome können auf eine potentiell schädliche Beziehung hinweisen:

1. *Psychopathen verstehen es, andere mit Absicht zu verletzen:* Wenn ein Opfer durch einen Menschen auch nur einmal tätlich oder emotional angegriffen wird, der Angreifer persönlichen Besitz beschädigt oder das Opfer wissentlich belügt und daraufhin alles abstreitet – spätestens

[39] Carver, J. (2003). «The loser» Warning Signs Your're Dating a Loser. Abrufbar unter: http://www.drjoecarver.com/clients/49355/File/IdentifyingLosers.html

dann sollte dieser psychopathische Mensch verlassen werden. Mit der Zeit steigert sich für gewöhnlich der Missbrauch, was die Häufigkeit und Schwere der Vorfälle betrifft.

2. *Übermässige Anhänglichkeit und Liebesbekundungen:* Da psychopathische Menschen nur oberflächliche Gefühle und Verbindungen zu anderen haben, fällt es ihnen auch leicht, nicht alltägliche Aussagen zu treffen. Viele Opfer fühlen sich in ihrem Selbstbewusstsein bestärkt und finden es attraktiv, wenn er oder sie schon bald «Ich liebe Dich» sagt oder rasch heiraten will. Bereits nach wenigen Wochen des Kennenlernens folgt die Äusserung, dass man die Liebe seines Lebens sei und doch heiraten solle, um immer Seite an Seite sein zu können. Unzählige, oft teure Geschenke, viele Versprechen, überaus freundliche Gesten und herzliche Aufmerksamkeit im Frühstadium einer Beziehung offenbaren das wahre Gesicht gefährlicher Verführer.

   Psychopathen setzen stark auf Romantik: Gerade weil sie ihre Partner häufig wechseln, konzentrieren sie all ihre Energie auf ihr begehrtes Zielobjekt. Ein solch überstürztes Engagement ist jedoch eher ein Anzeichen für oberflächliche Gefühle und weniger für eine ehrlich empfundene tiefe Liebe. Gesunde Menschen durchlaufen in der Regel einen langen Prozess des Kennenlernens, ehe sie eine Beziehung eingehen. Dabei wissen sie, dass viele Gefühle auf dem Spiel stehen. Eine äusserst kurze Phase des Kennenlernens kann dabei ein Zeichen für seichte Gefühle sein. Sie erleichtert dem Psychopathen später, die eingegangene Beziehung so schnell wieder zu beenden, wie er sie begonnen hat.

3. *Furchteinflössendes Temperament:* Früher oder später offenbart sich das hitzige Gemüt der Psychopathen. Anfänglich wird mit indirekter Gewalt vorgegangen. Dabei wird beispielsweise demonstrativ gegen die Wand geschlagen, es werden Gegenstände umgeworfen oder es erfolgen verbale Wutausbrüche. Aggressionen gegen unbelebte Objekte stellen dabei eine Form der Einschüchterung dar. Damit zeigt der Psychopath dem Opfer an, dass er/sie in der Lage ist, ihnen dasselbe

anzutun. Mit diesen Ausbrüchen wird auch das Ziel verfolgt, dass sich die Betroffenen (Partner, Arbeitskollegen etc.) langsam aber sicher an die alltägliche Gewalt gewöhnen.

4. *Das Selbstvertrauen auslöschen:* Psychopathen bevorzugen im Allgemeinen kurze Affären. Damit erlangen sie ständig neue Spannungsmomente. Bei besonders vielversprechenden Zielobjekten engagieren sie sich aber auch in langfristigen Beziehungen, um eine tiefergehende Kontrolle zu erlangen. In diesem Zusammenhang hat die Psychologin Angela Book aufgrund einer beiläufigen Erwähnung des psychopathischen Serienmörders Ted Bundy herausgefunden, dass Psychopathen in der Lage sind, ihre Opfer aufgrund der Neigung des Kopfes während des Gehens ausfindig zu machen[40]. Menschen mit dieser Veranlagung sind dabei für Psychopathen eine bevorzugte Beute, da dies ein Indiz für ein grundlegendes fehlendes Selbstvertrauen darstellt. Selbstbewusste Menschen mit klaren Grenzen und gesunder Selbstachtung können kaum von ihnen kontrolliert werden. Deshalb wird in der Beziehung mit einem Psychopathen aus anfänglicher Schmeichelei bald ätzendes Kritisieren. Zu dem Zeitpunkt, in dem sie ihre Opfer im Griff haben, fangen sie an, sie zu entwerten und zu demütigen. Damit zermalmen sie ihr Selbstbewusstsein unermüdlich. Um dem Nachdruck zu verleihen, suchen sie ständig nach kleinsten Fehlern, die sie korrigiert haben wollen und geben dem Opfer dabei durch andauernde Beobachtung das Gefühl, immer etwas falsch zu machen. Das unablässige Nagen am Selbstvertrauen gibt ihnen die Möglichkeit, die Opfer zu einem späteren Zeitpunkt schlecht zu behandeln. Dabei lassen die Psychopathen ihre Opfer oftmals sogar glauben, sie hätten die schlechte Behandlung verdient. In Extremfällen lassen sich die Opfer aufgrund dieser Projektionen sogar beispielsweise zu Schönheitsoperationen verleiten. Dabei folgen sie lediglich dem Bedürfnis, ihren Peinigern zu entsprechen und zu gefallen.

[40] Vgl. dazu Kap. 7.10 „Audiovisuelle Quellen" Seite 137, Beispiel Nr. 01: Nach 1h 06‘ 15" wird das Erkennen von potentiellen Opfern erläutert.

5. *Das Opfer von seinem Umfeld trennen:* Raubtiere isolieren in der Wildnis ihre Beute von der Herde, um sie besser attackieren und verschlingen zu können. Genau dies machen auch Psychopathen mit ihren Opfern. Sie isolieren ihre Partner von deren Freunden, Kollegen und Familien. Sie erreichen dies durch offenes Kritisieren oder indem sie ihren Partnern hinterherlaufen, wenn sich diese mit anderen treffen. Manchmal setzen sie aber auch auf subtilere Manipulation, etwa indem sie ihre Partner verdeckt gegen Familie und Freunde aufhetzen (und umgekehrt). Carver schreibt: *Loser fürchten, deine Freunde und Familie könnten dich beeinflussen oder sich negativ über ihr Verhalten äussern. (...) Weil du die verbale Bestrafung, das Verhör und den Missbrauch vermeiden willst, wirst du schliesslich zur Einsicht kommen, dass es besser ist, nicht mit Familie und Freunden zu sprechen. Du wirst dich von Familie und Freunden zurückziehen und diese werden deshalb verärgert über dich sein.*
6. *Der «Gemein-Nett-Kreislauf»:* Der Psychopath verschenkt teuren Schmuck oder gar Fahrzeuge, gleichzeitig kritisiert er oder wird sogar tätlich. Dabei werden die Opfer auch der Untreue bezichtigt oder mit herablassenden Worten beschimpft. Wenn Psychopathen jedoch immer nur gemein und gewalttätig wären, würden sie ihre Partner sofort verlieren. In einem wiederkehrenden Kreislauf von Gemeinheiten und Nettigkeiten werden sie zunächst absichtlich verletzend und gemein, indem sie verbalen Missbrauch begehen, jemanden verfluchen oder wegen einer Kleinigkeit drohen. Am nächsten Tag sind sie jedoch plötzlich nett und tun all die kleinen Dinge, die sie in der Zeit des Kennenlernens gemacht haben. Die Periode der Nettigkeit verleitet die Partner, an der Beziehung festzuhalten und die falsche Hoffnung zu entwickeln, den «magischen Schlüssel» (ein Begriff der Psychologin Susan Forward) zu finden. Dieser soll dafür sorgen, dass der Psychopath nett bleibt. Doch diesen magischen Schlüssel gibt es nicht. Der Psychopath kehrt immer zu seinem wahren, hässlichen Selbst zurück. Mit der Zeit nehmen die Gemeinheiten zu und dauern länger an. Die netten Momente nehmen ab, doch sie erfüllen weiterhin ihren Zweck:

Das Opfer bleibt gefangen in seinen Wünschen, immer in der Hoffnung, dass es der letzte «Gemein-Nett-Kreislauf» war. Die «Gemein-Phase» erfüllt für den Psychopathen dabei den Zweck, sehr böse Dinge über sein Opfer und andere Menschen, die von Bedeutung sind, zu sagen. Dies nagt wiederum an der Selbstachtung und Selbstzufriedenheit der Opfer.

7. *Es ist immer die Schuld der anderen:* Psychopathen nehmen nie die Schuld für ihre bösen Taten auf sich. Sie leugnen offensichtliche Fakten und beschuldigen ihre Opfer. Ihre geheuchelte Logik funktioniert in etwa so: Ich hab's nicht getan, doch selbst wenn ich es getan hätte, hättest du es verdient gehabt. In der Regel lügen sie, wenn sie behaupten, körperlich oder mündlich angegriffen worden zu sein und vor allem dann, wenn sie behaupten, die Wahrheit gesagt zu haben. Sie werden niemals, wirklich niemals, die Verantwortung für das eigene Verhalten übernehmen. Schuld sind immer die anderen.

8. *Inszenierte Panik» beim Gedanken daran, verlassen zu werden:* Psychopathen wollen alles in ihrem Leben unter Kontrolle haben, besonders ihre Beziehungen. Langweilt sie ein Partner oder finden sie besseren Ersatz, können sie sie blitzartig verlassen – völlig herzlos, oft ohne Worte. Doch sie werden sehr wütend, wenn die Positionen vertauscht sind und sie vom Partner verlassen werden. In diesem Fall wird das Opfer fallen gelassen wie eine heisse Kartoffel. Weit verbreitet sind Männer, die ihre Partnerinnen missbrauchen und, wenn diese drohen, sie zu verlassen, oft theatralisch (vorgespielt) zusammenbrechen und weinen. Sie betteln, versprechen sich zu ändern und stellen Heirat, Reisen oder Geschenke in Aussicht. Sobald sie wieder alles im Griff haben, wird es aufgrund der unbewussten Instrumentalisierung für ihre Opfer beim nächsten Mal noch viel schwieriger, aus der Beziehung zu entkommen.

9. *Keine Aktivitäten ausser Haus:* Psychopathen isolieren ihre Opfer von anderen Leuten. Doch sie gehen noch einen Schritt weiter. Um noch

mehr Kontrolle über sie zu haben, beschränken sie auch deren Interessen und Aktivitäten, damit ihre Partner nur auf sie fokussiert sind. Mit Geld und Geschenken, auch in Form von Schmeicheleien – welche nicht aus echter Grosszügigkeit erfolgen – erreichen sie bei den Opfern einen Zustand finanzieller und emotionaler Abhängigkeit. Vielfach folgen sie ihnen überall hin, um herauszufinden, ob sie sich mit anderen treffen. Dieses Stalking führt bei den Opfern zu einer zunehmenden Gereiztheit, was ihre Interessen und Beschäftigungen ausserhalb der Beziehung angeht. Sobald die Opfer alleine etwas unternehmen wollen, bestehen Psychopathen darauf, sie zu begleiten. So sorgen sie dafür, dass sich diese während der ganzen Aktivität miserabel fühlen. Auf diese Art und Weise wollen sie verhindern, dass sie eigene Interessen und Spass entwickeln. Es werden nur diejenigen Interessen unterstützt, die vom Psychopathen voll und ganz kontrolliert werden können.

10. *Paranoide Kontrolle:* Bekanntlich überwachen Psychopathen ihre Zielobjekte und verfolgen sie. Sie verdächtigen andere Leute (so auch ihre Partner) ständig, genauso manipulativ, hinterlistig und gewissenlos zu sein, wie sie selbst. Auch wenn sie in ihrer primären Beziehung regelmässig betrügen (oft mit unzähligen Sexualpartnern), neigen sie dazu, von der Furcht gequält zu sein, dass sie ebenfalls betrogen werden könnten. Deshalb kontrollieren und überprüfen sie laufend, wo sich ihr Opfer aufhält oder wer bei ihm ist. Erfolgt eine Kontaktaufnahme mit jemandem des anderen Geschlechts, werden unverzüglich unzählige Fragen gestellt, um herauszufinden, woher die Bekanntschaft stammt. Nimmt das Opfer einmal das Telefon nicht ab, wird es gefragt, wo es war, was es getan hat, mit wem es gesprochen hat etc.

11. *Das Opfer in der Öffentlichkeit in Verlegenheit bringen:* Psychopathen neigen dazu, ihre Opfer nicht nur zu Hause, sondern auch in der Öffentlichkeit zu entwerten. Dies mit dem Ziel, sie in Verlegenheit zu bringen und zu isolieren. Sie wollen damit ein psychologisches (wenn nicht sogar physisches) Gefängnis um ihre Zielobjekte errichten. Sie

schöpfen alle Möglichkeiten aus, um deren Selbstvertrauen zu zerstören, ihre Geselligkeit zu mindern, ihre Interessen zu beschneiden und jeglichen positiven menschlichen Kontakt aus ihrem Leben zu eliminieren. Deshalb werden sie als Mittel, um das Opfer in der Öffentlichkeit unter Kontrolle zu haben, skrupellos geisseln, beschimpfen und dabei unwahre schmerzliche oder peinliche Dinge verbreiten. Bleibt das Opfer zu lange beim Psychopathen, wird es in der Öffentlichkeit bald höflich lächeln, kein Wort mehr sagen und sich dem Peiniger so unbewusst unterwerfen. Das Ziel der Psychopathen ist es, starke und stolze Menschen in ihre Fussabtreter zu verwandeln.

12. *Man kann ihm nie genügen:* Psychopathen wollen keine erfolgreichen Beziehungen. Sie wollen Dominanz erreichen, indem sie ihre Opfer zumindest psychologisch und emotional zerstören. Letzten Endes gibt es nichts, was man tun könnte, um einem Psychopathen zu gefallen. In diesem heimtückischen Prozess erschöpft ein Psychopath die Selbstachtung des Opfers, bis es sich schliesslich zu unsicher fühlt, die Missbrauchsbeziehung zu verlassen. Dabei wird das Opfer (suggestiv) davon überzeugt, dass es nie gut genug ist. Der Psychopath unterstellt dem Opfer, es sage nicht genug «Ich liebe Dich», es stehe nicht an seiner Seite oder es tue nicht genug (nach all den Opfern, die er für das Gegenüber erbracht habe), sodass das Verhalten nie den Erwartungen genügt. Dies ist eine andere Methode, die Selbstachtung und das Selbstvertrauen eines Menschen zu zerstören. Nach Monaten dieser Behandlung beginnen sie dem Opfer zu sagen, wie glücklich es sich schätzen kann, überhaupt jemanden zu haben, der eine so mangelhafte und wertlose Person überhaupt duldet.

13. *Die totale Ermächtigung:* Psychopathen fühlen sich berechtigt, zu tun und zu haben, was immer und wen immer sie auch wollen. Gesetze, Moral und die Gefühle anderer zählen nicht für sie. Sie haben ein enormes Gefühl der Berechtigung, also der Haltung, dass sie das natürliche Recht haben, zu tun und zu lassen, was immer sie wollen. Gehorcht

das Opfer ihren Wünschen oder Forderungen nicht, indem es eine ihrer Regeln verletzt, so werden sie versuchen, es psychisch (durch emotionale Erpressung) oder gar physisch zu bestrafen.

14. *Freunde und Familie mögen den Psychopathen nicht:* Am Anfang einer Beziehung neigen Psychopathen dazu, zumindest oberflächlich freundlich und charmant zu sein. Doch sobald sie ihr Opfer fest im Griff haben, beginnen sie, es von seinem Umfeld zu isolieren. Das befremdet Familie und Freunde. Wenn die Beziehung fortschreitet, werden Familie und Freunde sehen, was dem Opfer angetan wird. Sie werden eine Veränderung der Persönlichkeit oder einen Rückzug bemerken und dagegen protestieren. Der Psychopath wird seinem Opfer sagen, dass sie neidisch auf dessen «spezielle Liebe» sind. Ihren Protest wird er als weiteren Beweis darstellen, dass das Umfeld mit ihrer Meinung gegen das Opfer sei. Er geht sogar noch weiter: Er setzt die Ablehnung des Freundeskreises gegen das Opfer selbst ein, indem er sie als Beweis dafür anführt, wie minderwertig das Opfer ist, da es auch so minderwertige Freunde hat, die allesamt nicht erkennen, wie grossartig er selbst und die Beziehung zum Opfer seien.

15. *Üble Geschichten:* Grundsätzlich ist das bisherige, resp. das gegenwärtige Verhalten der beste Indikator für das zukünftige Verhalten. Glücklicherweise gibt es auch Ausnahmen von diesem Prinzip. Etliche Menschen können ihren Charakter und ihr Verhalten mit Hilfe einer kritischen Selbstreflexion verbessern. Ein Psychopath wird nie eine dieser Ausnahmen sein. Denn ein Mann, der jede Frau betrogen hat, mit der er je zusammen war, wird mit Sicherheit auch die nächste betrügen. In diesem Fall sind sehr wahrscheinlich nicht die Betrogenen, sondern die Charakterlosigkeit des Täters das Problem. Gleich verhält es sich, wenn ein Mann seine vorherigen Partnerinnen misshandelt hat. Mit grösster Wahrscheinlichkeit wird er auch seine nächsten Partnerinnen so behandeln. Zudem existieren im Umfeld eines solchen Mannes viele Geschichten über Gewalt, Aggression sowie Gefühllosigkeit und Zurückweisung anderen gegenüber. Mit seinem

Temperament sieht er jedoch an seinen verbalen und physischen Gewaltausbrüchen nichts Falsches. Er nimmt die Haltung ein, dass er sich von niemandem etwas gefallen lassen muss. Alle diese Beobachtungen sollten ausreichende Indizien darstellen, um frühzeitig zu erkennen, was auf ein potentielles Opfer zukommt.

16. *Der «Kellner- und Verkäufer-Test»:* So wie das vergangene Verhalten von Menschen viel über das zukünftige Verhalten aussagt, so verrät das Verhalten anderen gegenüber viel darüber, wie ein Opfer eines Tages behandelt werden wird. Jemand, der ohne Sorge und Moral mit anderen umspringt, wird sich wahrscheinlich auch weiteren Menschen gegenüber so verhalten, vor allem dann, wenn kein Interesse an einer ehrlichen Beziehung besteht. Carver nennt das den «Kellner- und Verkäufer-Test»[41]: Dabei kann beobachtet werden, dass auch Angestellte oder andere neutrale Personen schlecht behandelt werden. Dies trifft oftmals neben Servicepersonal auch auf Verkaufspersonal, Strassenwischer und andere in der Gesellschaft zu Unrecht vielfach als «minderwertig» angesehene Berufsgruppen zu. Wenn der Psychopath beispielsweise in einem Lokal jammert, sich beklagt, kritisiert oder sein Gegenüber zu Unrecht quält, wird er dies schon bald auch mit seinem Opfer tun. Psychopathen fehlt die Beständigkeit von gutem oder gütigem Verhalten, denn für sie ist Güte nur eine Fassade. Nützliche und vor allem an den Psychopathen angepasste Personen werden (oberflächlich) gut behandelt. Personen, die berechtigte Kritik üben, werden ignoriert oder schlecht behandelt. Im Gegensatz dazu gehen wirklich nette Menschen mit anderen gut um, ohne den Blick auf einen vermeintlichen Nutzen zu richten. Weiter hält Carver den Rat bereit: Hat man ein Date mit jemanden, der einen selber wie eine Königin und andere wie Dreck behandelt, soll man das Weite suchen. Schon bald wird man selber jener Dreck sein, auf dem er voranschreitet.

[41] Carver, J. (2003). Warning Signs You're Dating a Loser. Abrufbar unter: http://www.drjoecarver.com/clients/49355/File/IdentifyingLosers.html

17. *Sein gespaltener Ruf:* Psychopathen neigen dazu, gleichzeitig einen guten und einen schlechten Ruf zu haben. Im Rückblick beschreiben ihre Opfer sie oft als Janus-Köpfe (weil sie zwei Gesichter haben) oder als Jekyll-und-Hyde-Persönlichkeiten (weil sie von nett zu gemein wechseln). Für einen Psychopathen ist die gute Jekyll-Seite eine Maske, die er kreiert, damit andere sich ihm nähern und er sie täuschen oder benutzen kann. Die böse Hyde-Seite ist seine wahre Identität, die er mit der Zeit immer stärker zeigt. Die Persönlichkeit und das Verhalten von gesunden Menschen bleiben hingegen grundsätzlich gleich. Der Psychopath kann also zwei verschiedene Eindrücke vermitteln. Einerseits gibt es eine Gruppe von Leuten, die angenehme Dinge über ihn berichten. In diesen Fällen handelt es sich massgeblich um unwissentlich manipulierte und instrumentalisierte «Ja-Sager». Dabei handeln diese oft – wie im Dritten Reich die Mehrheit aller Menschen – aus Loyalität als sekundäre Psychopathen. Andererseits gibt es Gruppen, die vor den ernsten Schwierigkeiten, die er bringen wird, warnen. Es handelt sich in diesen Fällen um selbstbestimmte, auf den gesunden Menschenverstand vertrauende, grundsätzlich selbstsichere und vor allem ehrliche Mitmenschen, die dem eigenen Gefühl und der Beobachtungsgabe vertrauen. Psychopathen können eine echte Durchsetzung von Unabhängigkeit anderer nicht tolerieren. Sie können auch diejenigen, mit denen sie einen engen persönlichen Kontakt haben, nicht lange gut behandeln. Im oberflächlichen Kontakt mit Kumpeln, Kollegen und Bekannten können einige Psychopathen die Maske des Charmes langfristig aufrechterhalten. Doch in intimen Beziehungen werden sich ihre echten Persönlichkeiten zeigen. Diese sind kontrollierend, egoistisch und aggressiv.

18. *Wie auf Eier gehen:* Aufgrund des emotionalen und körperlichen Missbrauchs im Verlauf einer Beziehung geht das Selbstvertrauen verloren. Zu Beginn der Beziehung fühlen sich die Opfer attraktiv, verliebt und geschätzt. Am Ende fühlen sie sich von ihm niedergekämpft und eingeschüchtert. Nach einiger Zeit in der Beziehung mit einem Psychopathen hat das Opfer das Gefühl, wie auf Eier zu gehen.

Es hat Angst, dass alles, was es tut oder sagt, beim Psychopathen emotionalen Rückzug, Feindseligkeit oder Missbrauch auslösen könnte. Anstatt die Wärme und Geborgenheit der Liebe zu erfahren, wird es andauernd nervös sein. Bei Gesprächen mit anderen kommt eine Anspannung auf, da es etwas Falsches sagen könnte, das es dem Psychopathen später erklären müsste.

19. *Missachtung der Gefühle und Meinungen:* Die tiefe Gefühllosigkeit und die Fähigkeit zum Bösen der Psychopathen basieren auf ihrer absoluten Selbstsüchtigkeit und ihrer Unfähigkeit, andere Menschen als Mitmenschen mit unabhängigen Bedürfnissen und Wünschen zu respektieren. Deshalb merken diejenigen, die mit einem Psychopathen zu tun haben, meist unbewusst, dass ihm ihre Gefühle, Bedürfnisse und Meinungen egal sind. Der Narzissmus des Psychopathen ist, wie Hervey Cleckleys Studie «The Mask of Sanity» beschreibt, absolut. Carver schreibt: *Der Loser ist so ichbezogen und selbstherrlich, dass er die Gefühle und Meinung anderer als wertlos betrachtet. (...) Der Loser hasst Kritik zutiefst und wird sehr wütend, wenn man sein Verhalten in Frage stellt.* Narzissten und Psychopathen schmeicheln anderen nur, um sie zu benutzen und zu manipulieren. Ihnen fehlt die aufrichtige Achtung vor anderen Menschen.

20. *Sie machen ihre Opfer «verrückt»:* Vielfach werden die Opfer von Wut und Eifersucht überwältigt, wenn sie betrogen, bestohlen oder belogen werden. Dies ist für gesunde Menschen grundsätzlich eine nachvollziehbare emotionale Reaktion. Psychopathen hingegen beherrschen es, das Opfer vor anderen als «verrückt» darzustellen. Damit rechtfertigten sie ihre eigenen Misshandlungen. Die Aussagen haben dabei leider etwas Wahres: Manchmal treiben Psychopathen ihre Opfer förmlich in den Wahnsinn. Mit Lügen bringen sie sie dazu, an ihrer Wahrnehmung der Realität zu zweifeln. Sie entmutigen sie und machen sie klein, bis sie ihr Selbstbewusstsein verlieren und sich von der Welt zurückziehen. Sie misshandeln sie, bis sie Wutanfälle bekommen oder gar selber zu einer Straftat schreiten, um sich selbst

zu verteidigen. Durch diese schleichende unbewusste Fremdbestimmung wird das Opfer oft auch paranoid, indem es immer mehr darauf achtet, was es trägt oder was es sagt. Wesentlich ist dabei für das Opfer zu erkennen, dass es in einer solchen «Kampfsituation» kein normales Verhalten gibt. Mit Sicherheit wird alles wieder normal werden, wenn es sich vom Psychopathen trennen kann, bevor ein bleibender psychologischer Schaden entstanden ist. Wichtig ist, die Beziehung in einem frühen Stadium zu beenden. Je länger jemand zuwartet, desto unwahrscheinlicher wird es, unversehrt davon zu kommen.

Was zeigen uns diese Warnsignale? Sie zeigen, dass psychopathische Verführer in der Lage sind, am Anfang einer Beziehung Anständigkeit und Liebe überzeugend vorzutäuschen. Deshalb gelingt es ihnen auch, so viele potentielle Partner anzuziehen. Doch in intimen Beziehungen können sie ihre Maske der «geistigen Gesundheit» nicht lange bewahren. Sie ist künstlich und nur ein Requisit. Ein gesunder Menschenverstand besteht darin, die Warnsignale, die auf einen Psychopathen hinweisen, trotz seines Charmes, seiner romantischen Worte und Gesten schon früh zu bemerken. Der Psychotherapeut Steve Becker schreibt auf seiner Webseite, dass die meisten seiner Klienten die Warnsignale in der Beziehung mit ausbeuterischen Partnern durchaus erkannt haben, sie jedoch verdrängt oder ignoriert haben. Sie wollten lieber an ihre romantischen Fantasien glauben als einer ungeliebten Realität ins Gesicht zu schauen. Becker sagt, dass das Schwierigste nicht sei, die Warnsignale zu bemerken, sondern sie ernst zu nehmen. Durch den innigen Wunsch, die Beziehung und den Partner (den sie sich solange herbeigesehnt haben) zu behalten, unterdrücken sie ihr ungutes Gefühl. Sie verdrängen oder ignorieren die Wichtigkeit solcher Signale und rationalisieren die Warnungen ihres Instinkts.

Ein wichtiges Warnsignal, welches nur wenige Menschen verstehen und erkennen, stellt das bei forensischen Ermittlungen festgestellte Verhalten des «duping delight» dar. «Duping delight» ist die Freude, die Menschen haben, wenn sie jemanden unter Kontrolle haben oder manipulieren können. Man findet sie auch, wenn ein Lügner das Gefühl hat, mit seiner unwahren Geschichte davonzukommen. Anzeichen von «duping delight» findet man auch beispielsweise am Pokertisch, wenn jemand eine sehr gute Hand hat und die anderen Spieler eine Menge Geld in den Pot werfen. Dort äussert sich die Freude meist in einem kurzen, einseitig betonten Lächeln.

Wer nun einem Menschen begegnet, der perverse und verbotene Handlungen toleriert, tut gut daran, sich rasch möglichst zu trennen. Eine Trennung ist auch dann angezeigt, wenn man einem Menschen begegnet, der quält und dann wieder versucht, das Vertrauen zu gewinnen, nur um danach seine Versprechen zu brechen und die Ansprüche noch höher zu legen. Begegnet man einem Menschen, der sich vor allem dem anderen Geschlecht aber auch Gleichgeschlechtlichen gegenüber abschätzig benimmt, so ist sein Verhalten genau zu studieren, weil er am Ende jeden so behandeln wird. Begegnet man einem Menschen, der den Anschein macht, dass er die Liebe als ein Spiel betrachtet und bei dem es darum geht, sein Gegenüber um jeden Preis zu gewinnen, wird man sich früher oder später bewusst werden, dass es einem genauso ergehen wird. Die Lebensfreude und erfüllende Zeiten dürfte man bis dahin verloren haben. Jede Beziehung mit einem Psychopathen ist ein Wagnis, bei dem das Opfer alles verlieren und nichts gewinnen kann.

Die Wahrheit ist etwas ganz anderes als erfundene Aussagen, die einem Zweck dienen. Und die Liebe ist (für jeden, der zu diesem Gefühl fähig ist) kein Machtspiel. Sie ist die tiefste und wichtigste Verbindung, die Menschen eingehen können und das Fundament eines glücklichen Lebens. Ein Psychopath wird mit Sicherheit grossen Schaden in einer Beziehung anrichten. Er kann gar nicht anders. Deshalb wird man die Eigenschaften einen psychopathischen Partners in den in diesem Kapitel beschriebenen Verhaltensweisen (oberflächlich charmant, manipulativ, lügnerisch, egozentrisch, ohne Reue, mitleidlos etc.) zwangsläufig wiederfinden.

Psychopathie ist eine schwere psychische Störung. Gemäss aktuellen Studien sind – wie erwähnt – von 1000 Männern rund zehn, von 1000 Frauen rund fünf betroffen. Geht man davon aus, dass die intelligenten Psychopathen jene sind, welche aufgrund ihrer trickreichen Fähigkeiten in der Lage sind, die

Justiz zu betrügen, laufen somit noch immer viele frei herum. Daher ist die Wahrscheinlichkeit, einem schon einmal begegnet zu sein oder demnächst einem zu begegnen, sehr hoch. Dennoch darf nie vergessen werden, dass auch Psychopathen Menschen sind und ausgeprägtes psychopathisches Verhalten bei anderer Veranlagung und anderen Voraussetzungen auch bei psychisch gesunden Menschen auftreten kann.

«Dem klugen Schützen gleicht der höhere Mensch.
Verfehlt dieser sein Ziel, so wendet er sich ab
und sucht die Ursache seines Fehlschusses in sich selbst.»

Konfuzius (551-479 v. Chr.)

5.14 Chancen für die Zukunft?

Durch die immer besseren pädagogischen und technischen Rahmenbedingungen steigt das Bildungsniveau in allen Bevölkerungsschichten stetig an. Der Mensch erlangt dabei immer mehr Kenntnisse und Fähigkeiten. Dazu gehören auch die Wahrnehmung und Verarbeitung äusserst komplexer Sachverhalte. Durch die Irrationalität und die damit einhergehende Unberechenbarkeit psychopathischen Verhaltens werden Opfer stark irritiert oder verdrängen die Gefahr, die von psychopathischen Menschen ausgeht, mit dem Glauben, nicht manipulierbar zu sein. Ehrliche und empathische Menschen sind daher bei ausgeprägter Naivität sehr oft (zu) nachsichtig. Diese Nachsichtigkeit basiert vielfach auf der «goldenen Regel», nach der so gehandelt werden soll, wie man von anderen behandelt werden will.

Die empfundene Ohnmacht gegenüber dem irritierenden Verhalten eines Psychopathen führt oftmals zu einer bedrückten Stimmung. Die beeinträchtigte Lebensfreude wandelt sich schleichend zu einer immer intensiver werdenden Lebensmüdigkeit. Um grösseres Unheil zu verhindern, wird mittels Therapien, Medikamenten oder anderen Substanzen – leider oftmals erfolglos – versucht, die Umstände zu lindern. Bei einer totalen inneren Verzweiflung können auch irrationale Handlungen wie Suizid, Amokläufe oder ähnliches die Folge sein. Dabei fehlen in vielen Fällen die Nachvollziehbarkeit und das Verständnis der Ursachen und Motive der Täter.

Ob es in Zukunft nochmals möglich wäre, dass ein charismatischer und manipulativer Führer wie Hitler mit seinen Gefährten (Gefolgschaft) innerhalb von 6 Jahren über 80 Millionen Menschen in den unfreiwilligen Tod schickt, kann nicht ausgeschlossen werden. Um dies jedoch zu vermeiden, müssen Verfahren entwickelt werden, damit die kriminelle Energie in der Gesellschaft generell besser erfasst und präventiv verhindert werden kann. So müssten viele Menschen nicht immer wieder solche schmerzhaften Erfahrungen machen. Gemeinhin gilt: Weniger intelligente Menschen lernen nicht aus ihren eigenen Fehlern. Intelligente Menschen lernen aus ihren eigenen Fehlern. Sehr intelligente Menschen sind in der Lage, aus den Fehlern der anderen zu lernen.

In der Geschichtsphilosophie beschreibt Karl Marx:

Es ist nicht das Bewusstsein der Menschen, das ihr Sein, sondern umgekehrt ihr gesellschaftliches Sein, das ihr Bewusstsein bestimmt. Die Menschen machen ihre eigene Geschichte, aber sie machen sie nicht aus freien Stücken, nicht unter selbst gewählten, sondern unter unmittelbar vorgefundenen, gegebenen und überlieferten Umständen.

Daher wäre eine (ehrliche) Politik und mit ihr das Bildungswesen noch mehr gefordert. Mit der vermehrten Vermittlung von Sozialkompetenzen an gewissen öffentlichen Schulen wurde ein erster Schritt gemacht. Diese fortschrittliche Entwicklung wird an einigen Schulen in der Schweiz mit dem Programm zur Förderung Alternativer Denkstrategien (PFADE) als Gewaltprävention oder mit dem Angebot von Selbstverteidigungskursen umgesetzt.

Trotzdem sind die Fälle von Cybermobbing und anderen Grausamkeiten nicht entscheidend geringer geworden. Statistische Zahlen belegen, dass die antisozialen Verhaltensmuster allgegenwärtig sind. Die Kriminalität kann nicht einfach so verhindert oder gar verbannt werden. Das humanistische Gedankengut der Antike und jenes von Erich Fromm, das sich gegen die Entfremdung und für die Selbstbestimmung ausspricht, sollte bereits in der

Grundschulbildung integriert werden. Damit könnte ein nachhaltiger Beitrag an die Einzigartigkeit und Standhaftigkeit der Menschen erbracht werden.

«Wenn wir wahren Frieden in der Welt erlangen wollen,
müssen wir bei den Kindern anfangen.»
Mahatma Gandhi (1869-1948)

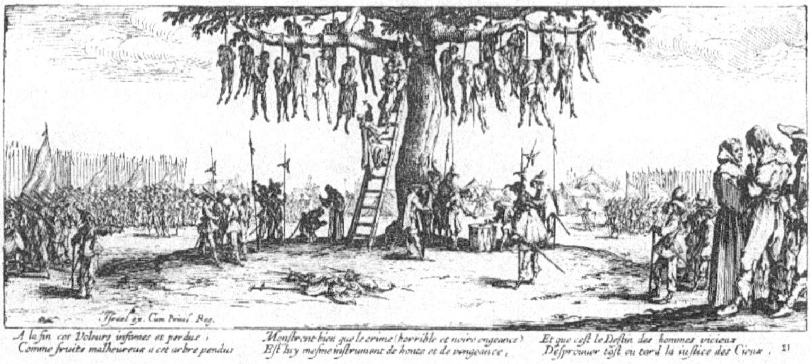

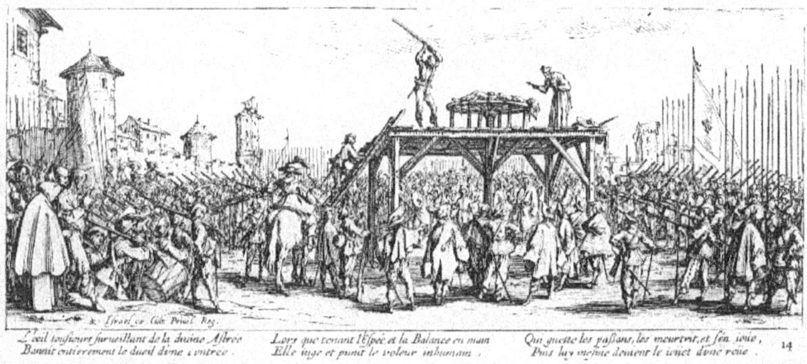

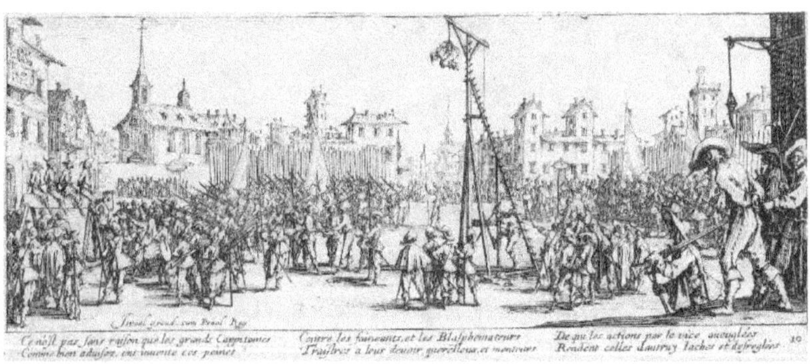

Jacques Callot (1592-1635): 3 von 18 Radierungen mit dem Titel «Les Grandes Misères de la guerre», Die Gräuel des Krieges (1633)

6 *Ein philosophischer Erklärungsversuch*

Psychopathisches Verhalten war, ist und wird auch künftig für viel menschliches Leid ursächlich sein. Das fehlende Gewissen und die nicht vorhandene Moral der Täter waren, sind und werden auch künftig offensichtlich sein. Nun ist Moral ein dehnbarer Begriff und die Projektion der eigenen schändlichen Taten auf potentielle naive, gutmütige Opfer ein unheimliches Machtmittel, mit welchem Täter ihre Macht ausüben. Zu viele Menschen lassen sich in diesen Fällen so stark instrumentalisieren, dass sie als Opfer ihre Selbstbestimmung und ihre Selbstachtung verlieren, indem sie sogar glauben, sie hätten dies alles verdient und der Psychopath habe recht.

Gewisse Menschen reden gerne über Geld, materiellen Luxus oder (menschenverachtenden) Sex und wollen dabei in erster Linie Macht über andere ausüben. Pier Paolo Pasolini (Drehbuch und Regie) hat in «Die 120 Tage von Sodom» aus dem Jahre 1975 die Widerwärtigkeiten hemmungsloser und erniedrigender Triebe und Macht dargestellt. Dieser Film wurde vielerorts verständlicherweise zensuriert, obschon die gezeigten Verhaltensweisen viele aufklärerische Inhalte vermitteln.

Wie in Monty Pythons «The Meaning of Life» suchen Menschen nach dem Sinn des Lebens. Während psychopathisch veranlagte Menschen sich über materielle Dinge definieren, unterhalten sich empathische Menschen lieber über Wahrheit, Glück oder Liebe und suchen dabei nach dem Sinn des Lebens, um ihre «Erfüllung» zu finden.

Ist die kriminelle Energie in der Gesellschaft, die es seit Menschengedenken gibt, nicht einfach ein notwendiges gesellschaftliches Übel?

Auch wenn die folgende Aussage nun ausgesprochen psychopatisch klingen mag: Die Menschheit braucht in einer gewissen Weise kriminelle Energie. Denn was würden alle (mehrheitlich ehrlichen, nicht psychopathischen) Polizisten, Ermittler, Juristen, Mitglieder von Vollzugsbehörden, Psychiater, Psychologen und vor allem die unzähligen weiteren Vertreter der Gesundheits-, Pharma- oder Rüstungsindustrie den ganzen Tag machen, wenn sie keine Kunden hätten? Worüber würden die Medienschaffenden schreiben, wenn es keine Berlusconis, Dominic Strauss Kahns, Madoffs etc. gäbe? Welche Risiken, ausser jene eines Naturereignisses oder technischen Defekts, könnten die Versicherungen noch decken? Was würden wohl die Satiriker noch reflektieren können, wenn es keine Lügenbolde wie der unbestrittene Plagiatsweltmeister Guttenberg oder sonstige «kriminelle» Politiker mehr gäbe? Und wie langweilig wäre die Freizeit ohne durch kriminelle Energie inspirierte Theaterstücke und Bücher? Schöpferische Kunstwerke oder Kinofilme, in denen es letztlich meistens um Macht geht, würden keinen Nährboden finden. Dabei seien stellvertretend neben dem bereits genannten Dauer-Kino-Kassenschlager James Bond 007 auch alle an sich unterhaltsamen Serien mit den Bezeichnungen wie «Dallas», «Denver Clan» oder um neuere zu nennen wie «The Mentalist» oder «NaviCIS» erwähnt.

Das Leben wäre dann zwar friedlicher, aber doch aller Wahrscheinlichkeit nach sehr langweilig. Phantasie und somit Innovationen sind nur menschlich erklärbar, wenn neben der Freude ein Leidensdruck besteht, der das Gehirn überhaupt antreibt.

In Anlehnung an den Hinduismus kann für einige Religionen und Philosophien festgehalten werden, dass mit Brahma (Gott der Schöpfung), Shiva (Gott der Bewahrung) und Vishnu (Gott der Zerstörung) Vertreter dieses gesellschaftlichen Rollenspiels dargestellt werden. Oder um es mit Heraklit zu beschreiben: «Krieg ist der Vater aller Dinge». Und bekanntlich ist Zerstörung oder Umformung die Voraussetzung für Schöpfung.

Dennoch sollten die vorangegangenen Ausführungen nicht vergeblich sein. Im systematischen Hinterfragen der im ersten Kapitel aufgeführten zehn Fälle geht es darum, einen Prozess in Gang zu setzen. Dabei soll das eigentlich Unbewusste bewusst und «erklärbar» gemacht werden. Es geht keinesfalls darum, eine generelle Verurteilung von Menschen vorzunehmen, sondern darum, eine Situation zum eigenen Schutz und zum Schutz der Gemeinschaft zu beurteilen.

Bis heute gilt weiterhin: Was des einen Freud ist, ist des anderen Leid. Und so «befruchten» sich im von Richard von Krafft-Ebing[42] geprägten Begriff des «sadomasochistischen Systems» die Menschen, sei es als Sadisten oder Masochisten, tagtäglich. Liane Leedom[43] schreibt bezüglich Psychopathen und Sadismus: *In der Tat scheinen sie das Zufügen aller Arten von Schmerz (Leid) zu geniessen. Den Genuss am Verletzen einer anderen Person nennt man Sadismus. Der Begriff Sadismus wird gewöhnlich verwendet, um den Genuss am körperlichen Schmerz eines anderen zu benennen. Dabei ist festzuhalten, dass Psychopathen (Soziopathen) es geniessen, anderen alle Arten von Leid zuzufügen. Dazu gehören auch finanzielles, emotionales, psychologisches und soziales Leid*».

Die bisherigen Ausführungen dienten daher der (soweit möglichen) Klärung der Frage, wieso sich die Geschichte aufgrund von psychopathischen Verhaltensmustern wiederholt und vielen Menschen Leid bringt. Sowohl die Geistes- als auch die Naturwissenschaften haben sich bisher wohl auch aufgrund von herausfordernden Umständen oder grössenwahnsinnigen Meisterwerken von Psychopathen weiterentwickelt. Erwähnt sei in diesem Zusammenhang der Film «Das fünfte Element» von Luc Besson. Der Film beginnt im Jahr 1914 in einem verfallenen Tempel in Ägypten, wo ein Archäologe, begleitet von einem Reporter und einem Priester, Inschriften über das unfassbar Böse findet, das alle 5000 Jahre wiederkehrt und versucht, alles Leben zu zerstören. Zudem steht dort etwas von einer Waffe gegen das Böse, die aus fünf Elementen besteht, wobei die vier Elemente Feuer, Wasser, Erde und Luft durch vier Steine repräsentiert werden. Ein fünftes Element sei in einem Sarkophag begraben. Indem die Elemente im Tempel aufgestellt werden, kann das Böse gestoppt werden. Dies gelingt am Ende des Films, wobei zum Schluss unklar bleibt, wie es ohne das Böse weitergehen soll.

---

[42] Neue Zürcher Zeitung online. Psychopathia Sexualis. Abgerufen am 21.12.2002 unter: http://www.nzz.ch/article8L788-1.448218

[43] Liane Leedom, M.D. (2008). Sadism and warped empathy in sociopaths. Abgerufen am 13.11.2008 unter: http://www.lovefraud.com/2008/11/13/sadism-and-warped-empathy-in-sociopaths/#comments

Man kann sich also die Frage stellen, ob eine Gesellschaft in einer Weltgemeinschaft ohne kriminelle Energie überhaupt denkbar ist und so das vielgepriesene Paradies Realität werden könnte. Damit ein solches Paradies entstehen kann, ist noch sehr viel Aufklärungsarbeit erforderlich.

«Der Versuch, den Himmel auf Erden zu verwirklichen,
produziert stets die Hölle.»
Karl Raimund Popper (1902-1994)

«Die Geschichte lehrt die Menschen,
dass die Geschichte die Menschen nichts lehrt.»
Mahatma Gandhi (1869-1948)

7 *Weiterführende «inspirative» Gedanken*

Die in diesem Kapitel aufgeführten Themen und Beispiele stellen eine Ergänzung zu den ersten Kapiteln dar. Dabei werden weitergehende und somit präzisere, mithin teilweise auch differenziertere Aussagen getroffen, um insgesamt noch umfassender und inspirativer zu verstehen, was in gewissen Fällen bei der Begegnung mit dem besagten 1% der Menschen vorgeht.

7.1 Kriminelles Verhalten

Nachfolgende Ausführungen basieren auf dem Vortrag von Gerhard Roth[44] mit dem Titel «Sind wir alle Mörder?». Die Schilderungen werden durch eigene Beobachtungen und Erfahrungen von Begegnungen mit psychisch gewalttätigen Menschen ergänzt.

Viele Täter berichten durchwegs von Defiziten beim Erleben positiver Gefühle sowie einer inneren Leere, die sie nur mit Ausübung von Gewalt oder einem Tabubruch überwinden können. Nur dann sind sie «bei sich selbst». Gewalt (physische und psychische) bereitet oft Lustgefühle und führt zu einer Selbstwertsteigerung, die sogar in einem Rausch münden kann. Manche Täter haben regelrecht das Bedürfnis, Blut fliessen zu sehen oder Leid zu beobachten. Damit lässt sich das festgestellte Bedürfnis nach «Sensation Seeking» (Suche nach Abwechslung und neuen Erlebnissen, um immer wieder Spannungsreize zu erleben) erklären. Durch das Empfinden eines Machtgefühls in solchen Situationen wird das Erleben noch intensiviert, indem das Opfer drangsaliert (geschlagen, gedemütigt etc.) wird, bis es keine Gegenwehr mehr geben kann und nur noch um Gnade winselt.

Einerseits sind die Täter vielfach dafür genetisch veranlagt, andererseits waren viele in ihrer Kindheit selbst Erniedrigungen ausgesetzt und mussten

[44] Roth, G. (2008). Sind wir alle Mörder? Biopsychologische Grundlagen normaler und krankhafter Gewalt. Institut für Hirnforschung der Universität Bremen. Abrufbar unter: http://www.stiftung-jgsp.uni-mainz.de/Bilder_allgemein/Roth_Vortrag_Mainz_sich_27.05.08.pdf

starke Ohnmachts- und Angstgefühle durchleben. Dieses erlebte Unheil projizieren sie auf ihre Opfer und zahlen es ihnen durch die sadistische Ausübung von Macht heim. Dies deutet auf eine Fehlentwicklung des inneren Selbstbildes, des serotonergen Beruhigungssystems («innere Leere») und des dopaminergen Belohnungssystems (Suche nach dem «Kick») hin.

Es kann aber auch bei «normalen» Menschen zu Gewaltexzessen kommen, da die stammesgeschichtlich bedingte frühe Bindungserfahrung (völlige Abhängigkeit von der Bezugsperson, ungenügende Triebbefriedigung, Trennungsangst etc.) ein gewisses Gewaltpotential erzeugen kann. Je nach Bindung und entsprechender Bindungserfahrung findet eine ausgeprägt positive oder eben negative kognitiv-emotionale Konditionierung statt, welche die weitere psychosoziale Entwicklung prägt.

Somit gibt es:

- Menschen, die aufgrund einer negativen genetischen oder hirnorganischen Prädisposition, kombiniert mit einer defizitären Bindungserfahrung, eine Gewaltausübung aktiv suchen.
- Menschen, die dank einer stabilen genetischen oder hirnorganischen Prädisposition, kombiniert mit einer sicheren Bindung, einer positiv-toleranten Sozialisierung und einem stark gewaltablehnenden Normenbewusstsein, nie Gewalt ausüben.
- Menschen, die aufgrund einer unterschiedlich gearteten Kombination der genannten positiven oder negativen Faktoren einem geringeren oder grösseren gesellschaftlich-situativen Druck hinsichtlich Gewaltausübung nachgehen.

Es kann also davon ausgegangen werden, dass es keine eigentlichen Gene für Gewalt oder Verbrechen gibt. In Kombination mit frühkindlichen Bindungsdefiziten und psychischen Traumatisierungen führt eine psychopathische Veranlagung in gewissen Fällen jedoch zu einer mangelnden Impulskontrolle, Defiziten hinsichtlich des Erkennens von emotionalen Signalen und einem erhöhten Gefühl der Bedrohung. Weitere negative Erfahrungen im

Kindes- und Jugendalter, wie sexueller Missbrauch, physische oder psychische Gewalt (dazu gehören auch Vernachlässigung, emotionale Erpressung etc.) verstärken diese Effekte und führen zu impulsiv-reaktivem Gewaltverhalten. Die oben stehenden drei erwähnten Faktoren können sich gegenseitig positiv wie negativ verstärken oder kompensieren.

Alle Menschen, wobei bei Männern wohl ausgeprägter, haben eine latente biogene und psychogene Bereitschaft zu Gewalt bis hin zu Gewaltexzessen. Die genetische Disposition, frühkindliche Bindungserfahrungen, die frühen psychosozialen Erfahrungen sowie die soziale Normenvermittlung bilden in Kombination miteinander unterschiedlich starke Schutz- oder Risikofaktoren gegenüber Gewalt freisetzenden, situativen Einflüssen. In diesem Zusammenhang sind Opportunismus, moralische Rechtfertigung von Gewalt, Gruppenzwang, Rachegefühle aufgrund erlebter Erniedrigungen und Allmachtsgefühle zu beobachten. Es ist eine Frage der Balance zwischen Schutz und Risikofaktoren sowie situativen Einflüssen, ob Menschen zu Gewalttätern werden oder nicht.

7.2 Psychologie von Betrügern

Jens Hoffmann hat in «Pay», dem Kundenmagazin von arvato infoscore, in der Ausgabe 1.2011 folgende Ausführungen dargelegt, die mit zusätzlichen Überlegungen ergänzt wurden.

Bis heute wird Betrug meistens als rein rationales Verhalten betrachtet, indem eine Person mit unlauteren Mitteln und durch Täuschung versucht, sich einen wirtschaftlichen oder ideellen Vorteil zu verschaffen. Hinter der betrügerischen Handlung stehen jedoch auch tiefe psychologische Bedürfnisse, die den Betrüger primär motivieren. Dabei steht die Machtgier im Vordergrund. Wer diese Bedürfnisse versteht und dabei erkennt, kann betrügerische Persönlichkeiten besser analysieren.

Grundlegende Fähigkeiten von erfolgreichen Betrügern

Personen, die im Metier des Betrugs erfolgreich sind, verfügen zumeist über eine ganze Reihe von Fertigkeiten. Diese sind nötig, damit sie einen erfolgreichen Betrug inszenieren können.

Zunächst sind Betrüger oft gute Menschenkenner. Sie wissen, was den jeweiligen Menschen antreibt. Sie studieren ihre potentiellen Opfer dahingehend, an welchen Punkten diese anfällig sind für Schmeicheleien, indem sie das Selbstbild oder das Wunschbild des Gegenübers kühl analysieren. Dort setzen sie in der Regel mit ihren Manipulationen an.

Betrüger erkennen gesellschaftliche Codes und können diese gut nachahmen. Sie achten auf die subtilen Signale, die die Zugehörigkeit zu einer sozialen Schicht oder zu einer bestimmten Berufsgruppe markieren. Deshalb sind wohl die besten Verkäufer auch die besten Lügner. Eindrücklich sind die unzähligen Fälle von Immobilien-Tycoons, welche ihren Anlegern grosse Renditen in Aussicht stellten, ohne dass auch nur die Grundinvestition zurückbezahlt wurde. Ein Beispiel ist jenes der S&K-Gruppe[45], bei welcher der Schaden durch das vermutete Schneeballsystem auf 111 Millionen Euro geschätzt wird. Insgesamt geht die Staatsanwaltschaft von 11.000 Betrugsopfern, zehntausenden weiteren Geschädigten über Fondsbeteiligungen und mindestens 240 Millionen Euro Schaden aus.

Betrüger verfügen über wenig soziale Angst. Alleine um erfolgreich lügen zu können, muss ein Mensch in der Lage sein, sich keine Sorgen darüber zu machen, dass er bei seinen Manipulationen überführt werden könnte. Tatsächlich werden in den allermeisten Betrugsfällen andere misstrauisch oder stossen auf Widersprüche. Betrüger haben jedoch die Fähigkeit, sich aus allen Situationen herauszureden. Ein weiterer wichtiger Punkt: Sie trauen sich sogar, anderen offensiv die Unwahrheit ins Gesicht zu sagen. Dies ist keine

---

[45] Youtube. Spiegel TV-Doku. Abrufbar im Kapitel 7.10 „Audiovisuelle Quellen" Seite 137, Beispiel Nummer 11.

Trivialität, denn dazu sind nur wenige Menschen konsequent und umfangreich in der Lage. Um so unverfroren zu lügen, muss ihnen emotional völlig egal sein, was mit dem Opfer geschieht.

Erfolgreiche Betrüger sind intelligent. Diese Fähigkeit kann als hohe intellektuelle Kompetenz oder auch als Bauernschläue zum Vorschein kommen. Betrüger benötigen oft eine hohe Merkfähigkeit, da sie unterschiedlichen Personen mit verschiedenen Geschichten und Masken gegenübertreten und dies mit einer gewissen Konsistenz aufrechterhalten müssen. Dies bedeutet nicht, dass Betrüger grundsätzlich über überdurchschnittliche geistige Fähigkeiten verfügen. Um es zugespitzt auszudrücken: Nicht sehr clevere Betrüger ergaunern sich Flaschenpfand am Kiosk, intelligente Betrüger schaffen es, Unternehmen oder führende Manager zu täuschen.

Unsere grundlegenden Charakterzüge bilden sich in unserer Biographie früh heraus. Im engen Kontakt mit den Menschen erlernen wir, wie zwischenmenschliche Beziehungen funktionieren. In der Regel zeigen uns unsere Eltern, wer wir sind und wieviel wir «wert» sind. Hieraus entstehen psychologische Bedürfnisse, die unseren Charakter prägen und uns unser ganzes Leben lang begleiten. Hat beispielsweise ein Kind schon früh die Erfahrung gemacht, dass es alleine durch dramatisches Verhalten Aufmerksamkeit und Zuneigung erhält, wird es dieses Muster sehr wahrscheinlich auch im Erwachsenenalter in modifizierter Form beibehalten. Die Psychologie kennt mittlerweile mehr als ein Dutzend unterschiedlicher Persönlichkeitsstile. Bei Betrügern finden sich zwei solcher Charakterstile besonders häufig: Die narzisstische und die psychopathische Persönlichkeit.

Narzisstische Persönlichkeiten haben Fantasien von grossem Erfolg und Ruhm. Sie stehen gerne im Mittelpunkt und halten sich für etwas ganz Besonderes. Allerdings gibt es bei ihnen einen kleinen Haken: Widerspricht man einer narzisstischen Persönlichkeit oder hat man auch nur eine leicht andere Meinung, reagiert die Person oftmals gereizt, aggressiv oder abwertend. Hinter dieser Kränkbarkeit steckt ein labiler Selbstwert, der durch Grandiosität – also dem Gefühl, über den anderen zu stehen – kompensiert wird. Narzissten haben früh die Erfahrung gemacht, dass sie etwas Besonderes darstellen müssen, um Bestätigung zu erhalten. Dies kann zu einer hohen Leistungsmotivation beitragen, sodass wir narzisstische Persönlichkeitszüge oftmals als Führungspersonen in der Wirtschaft und Politik sehen. Ein Beispiel eines narzisstischen Charakters unter den europäischen Regierungschefs stellt etwa Frankreichs ehemaliger Präsident Nicolas Sarkozy dar. Das psychologische Bedürfnis der narzisstischen Persönlichkeit und damit auch des narzisstischen Betrügers ist Bewunderung. Dieser Persönlichkeitsstil setzt betrügerisches Verhalten vor allem ein, um im Mittelpunkt zu stehen und um sich über andere zu erheben. Hierbei wird das unlauter erworbene Geld vom Betrüger oftmals für den Kauf von Statussymbolen verwendet.

Psychopathische Persönlichkeiten kennen keine Angst, aber auch keine tiefe Loyalität gegenüber anderen Menschen oder Institutionen. Sie sind allerdings in der Lage, Gefühle täuschend echt nachzuahmen. Ihr Gegenüber glaubt daher häufig, es würde eine echte und bedeutsame zwischenmenschliche Beziehung bestehen. Psychopathen sind risikobereit, häufig impulsiv und nehmen sich das, was sie möchten, ohne auf irgendwelche Bedürfnisse anderer, auch ihnen nahestehender Personen, zu achten. Sie sind wahre Egoisten ohne jede Hemmung. Sie lieben es, andere zu manipulieren, klein zu machen oder zu erniedrigen. Ein Beispiel eines psychopathisch strukturierten Politikers ist der ehemalige italienische Ministerpräsident Silvio Berlusconi.

Das psychologische Bedürfnis der psychopathischen Persönlichkeit ist Macht und Kontrolle über andere. Psychopathische Betrüger geniessen es, andere Menschen zu manipulieren, ihr Spiel mit ihnen zu spielen und manchmal sogar, sie zu demütigen. Dieses Bedürfnis leben sie häufig in Unternehmen aus, wenn sie hinter den Kulissen die Fäden ziehen.

Das Wissen um den Persönlichkeitsstil eines Betrügers kann auch für das Fallmanagement genutzt werden. Einem narzisstischen Betrüger beispielsweise ist es wichtig, am Ende nicht mit einem Gesichtsverlust oder als Verlierer dazustehen. Strategisch kann dieses psychologische Wissen auch für die Gesprächsstrategie genutzt werden, um einem Betrüger ein Geständnis zu entlocken.

Wie gehen Betrüger in Unternehmen vor? Weil heutzutage in der Arbeitswelt Soft Skills hervorgehoben werden und Unternehmen fortwährend umstrukturieren, sickern Betrüger leichter in Firmen ein und besetzen dort Schlüsselpositionen. In einem ersten Schritt wissen sie bei Vorstellungsgesprächen zu überzeugen, da sie in der Manipulation ihres Gegenübers stark sind. Sie stellen sich als innovativ, flexibel und vielseitig erfahren dar. Entsprechende Zeugnisse lassen sich im digitalen Zeitalter problemlos fälschen.

Sind sie erst einmal im Unternehmen angekommen, versuchen Betrüger, die Entscheidungsträger zu identifizieren und zu diesen eine Beziehung aufzubauen. Hierbei hilft ihnen ihr Mangel an sozialer Furcht und Respekt. Dieser ermöglicht es ihnen, hierarchische Ordnungen zu ignorieren und direkt zu den Schlüsselpersonen vorzudringen. Rasch manipulieren sie diese und inszenieren sich als Leistungsträger, Querdenker oder unverzichtbarer Ratgeber. Betrüger werden deshalb von Vorgesetzten und Managern oft als «unverzichtbar», «Genies», «echte Profis» oder «Hoffnungsträger» bezeichnet. Dies steht nicht selten in verblüffendem Kontrast zu den tatsächlichen Arbeitsleistungen, die oft mehr als zu wünschen übrig lassen. Das hängt zum einen damit zusammen, dass der Betrüger ein Meister der Fassade ist und so die Entscheidungsträger sehr geschickt zu täuschen vermag. Zudem gelingt es ihm häufig, andere Mitarbeiter dahingehend zu instrumentalisieren, dass diese ihm die nötigen Arbeiten zuliefern und dabei noch stolz darauf sind, eng mit dem neuen begabten «Highflyer» zusammenarbeiten zu dürfen.

Wie können Sie sich vor Betrügern schützen? Verantwortliche in Führungspositionen oder allgemein Personen, die über Einfluss oder Geld verfügen, sind ein bevorzugtes Ziel von Betrügern. Dabei suchen sich diese Manipulatoren oft Menschen aus, die glauben, dass sie grundsätzlich davor gefeit sind, Opfer zu werden. Warum ist dies so? Betrüger wissen, dass sie hier oft leichtes Spiel haben, da sich ihre Beute zu sicher wähnt. Deshalb lautet die erste Regel:

Glauben Sie nicht, dass Sie so clever sind, dass Sie einen Betrüger immer auf Anhieb erkennen! Diese Sicherheit bewirkt, dass Sie Ihren Gefahrenradar ausgeschaltet lassen. Gute Betrüger sind hervorragende Manipulatoren, dies macht sie ja gerade so erfolgreich. Eine gesunde Wachsamkeit ist deshalb grundsätzlich zu empfehlen.

Achten Sie auf Ihr Bauchgefühl! Wir nehmen oft tief im Inneren wahr, dass etwas nicht stimmt. Allerdings schieben wir oft die gesunden Zweifel zur Seite und beruhigen uns selbst. Oder wir lassen uns gerade vom Betrüger selbst die Warnsignale unserer Intuition ausreden. Deshalb der Rat: Gehen Sie Ihrer inneren Stimme nach.

Wenn etwas zu gut ist, um wahr zu sein, stimmt dies meistens auch nicht. Wenn wir von einer Person, die mit uns Geschäfte machen möchte, begeistert sind, ohne zu wissen warum, sollten wir vorsichtig sein. Genau dies kann anzeigen, dass wir emotional manipuliert werden. Das Gleiche gilt, wenn wir von einem Angebot hören, dass so fantastisch klingt, dass wir uns fragen, weshalb noch niemand anderes auf diese Geschäftsidee gekommen ist.

Fakten, Fakten, Fakten. Meldet Ihnen Ihre Intuition Gefühle des Zweifels oder sind Sie so begeistert, dass Sie sich selbst kaum wiedererkennen, gilt vor allem eines: Überprüfen Sie die Fakten! Sollte Ihr Gegenüber Ihnen dies auszureden versuchen, ist dies ein weiterer Hinweis darauf, dass Sie möglicherweise mit einem Betrüger konfrontiert sind. Seriöse Geschäftspartner haben in der Regel nichts dagegen, wenn ihr Angebot gründlich geprüft wird.

Fragen Sie Ihr Umfeld. Wenn Sie von einem Betrüger offensiv manipuliert werden, fehlt Ihnen in der Regel der nötige Abstand. Fragen Sie deshalb Ihr Umfeld, was es von der Person hält, die möglicherweise ein Betrüger ist. Betonen Sie dabei, dass Sie eine ehrliche Meinung hören möchten. In erstaunlich vielen Fällen sind Ihre Mitarbeiter oder Ihr privates Umfeld bereits misstrauisch geworden und haben sich schlichtweg nicht getraut, Ihnen dies zu sagen. Betrüger sind – bildlich gesprochen – oft besser aus Distanz zu erkennen als aus der Nähe.

Fazit: Die Kenntnis um die psychologischen Tricks und Hintergründe von Betrügern sind ein gutes Werkzeug, um unlautere Absichten früh zu erkennen. Sie können die Gefahr noch weiter verringern, indem Sie Ihren «Gefahrenradar der Intuition» aktivieren und Ihr Umfeld dazu ermutigen, Ihnen auch unbequeme Beobachtungen zuzumuten. Dies könnte vielen Menschen nicht nur helfen, viel Geld zu retten, sondern auch die nagenden Gefühle von Ohnmacht und Kränkung zu verringern, die das Opfer umtreiben, wenn es erst einmal in das Netz eines Betrügers gefallen ist.

7.3 Manipulation in der Kommunikation (Rhetorik)

Jeder Mensch versucht, seine Interessen und Ideale zu vertreten. Das ist normal und aus narzisstischer, letztlich menschlicher Betrachtungsweise sogar sehr nachvollziehbar. Dabei stellt sich die Frage, wie lange die Haltung redlich ist und wann sie allenfalls unredlich wird. Im Alltag ist es wichtig festzustellen, zu welchem Zeitpunkt man zu welchem Zweck (unbewusst) manipuliert wird. Ruppert Lay unterscheidet in seinen Ausführungen zur «Manipulation durch Sprache» die verschiedenen Formen der Manipulation, die es zu unterscheiden gilt, ehe man daran geht, diesen sozial allgegenwärtigen Tatbestand zu verteufeln:

- Die Manipulation, die zwar zunächst den eigenen Nutzen sucht, doch sorgfältig darauf achtet, dass auch der andere nicht zu kurz kommt. Dies entspricht juristisch im strafrechtlichen Sinn der *unbewussten Fahrlässigkeit.*
- Die Manipulation, die nur den eigenen Nutzen sucht und bei der es gleichgültig ist, ob der andere dabei geschädigt wird. Dies entspricht juristisch im strafrechtlichen Sinn der *bewussten Fahrlässigkeit.*
- Die Manipulation, die ausschliesslich den eigenen Nutzen sucht und bewusst bereit ist, dem anderen auch zu schaden. Dies entspricht juristisch im strafrechtlichen Sinn dem *Eventualvorsatz.*
- Die Manipulation, die den eigenen Nutzen sucht, auch wenn er nur durch Schaden des anderen erreicht werden kann. Dies entspricht juristisch im strafrechtlichen Sinn dem *Vorsatz*.

Dabei formuliert Lay die goldene Regel: «Handle so, dass du das personale (soziale, emotionale, musische, sittliche, religiöse) Leben in dir und anderen eher mehrst und entfaltest denn minderst und verkürzt».

Bei der Betrachtung der Handlungsmotivation wird der kriminelle Manipulator alles daran setzen, um seine Bedürfnisse nach Macht, Geld oder gar erniedrigendem Sex zu befriedigen. Damit er bekommt, was ihm aufgrund seiner egoistischen Haltung zusteht, bedient er sich in vielen Fällen der physischen Gewalt. Wenn er ausreichend intelligent ist, geht er viel raffinierter vor, indem er mittels psychischer Gewalt (auch bekannt als «emotionale Erpressung») empathische und dabei gleichzeitig naive Menschen zu manipulieren beginnt.

Dies setzt er um, indem er zunächst den Eindruck eines rechtschaffenen, anständigen und äusserst liebenswerten Menschen hinterlässt. Dies entspricht in der Psychopathy Checklist von Robert D. Hare auch dem «oberflächlichen Charme», mit dem er sein potentielles Opfer umgarnt und ihm das Gefühl gibt, es bestehe eine gegenseitige Seelenverwandtschaft. Er gibt damit vor, die Defizite seines Gegenübers zu verstehen und es von diesen freizusprechen, was ihm zu viel Sympathie verhilft. Aufgrund dieses erzeugten grenzenlosen Vertrauens seines Umfeldes kann er, sobald er seine Interessen durchsetzen möchte, bei seinem Opfer ein schlechtes Gewissen erzeugen, ihm die eigenen schändlichen Taten andichten und so weiter an seiner eigenen «Imagepflege» weiterarbeiten.

Um abzulenken, wird er seine Zielperson zuerst ignorieren. Ebenso kann bewusst ausgewichen oder demonstrativ kein Interesse gezeigt werden. Oft beantwortet er konkrete Fragen nicht oder interpretiert sie bewusst anders als gemeint. Andererseits vertritt er seinen Standpunkt auf Biegen und Brechen auf eine Weise, die Angst einflösst. Dies unterstreicht er oft mit impulsiven Wutausbrüchen und verdreht dabei gleichzeitig die Wahrheit. Mit unsachlichen Argumentationen, wie beispielsweise «Reden wir doch mal Klartext» o.ä., wird eine sachliche Kommunikation verunmöglicht. Dabei ist der Tonfall (anständig oder nicht) im entsprechenden Zusammenhang ein entscheidendes Merkmal. In einem nächsten Schritt werden in den Aussagen

Schuldzuweisungen vorgenommen. Diese erfolgen vor allem dann, wenn zuvor selber Lügen verbreitet wurden.

Es gibt noch weitere Vorgehensweisen, wie ein Opfer, welches dabei oftmals nicht eigenständig weiterdenkt, manipuliert werden kann. So können beispielsweise bei Entscheidungsprozessen mit Hilfe von «vehementen Fakten» mögliche Alternativen stark eingeschränkt werden. Eine solche manipulative Kommunikation lässt sich wie folgt beschreiben: «Weil wir letztes Jahr deinem Wunsch entsprechend (war es wirklich der Wunsch des Opfers?) nach Frankreich in die Ferien gefahren sind, ist es an der Zeit, dass wir (also ich – Bedürfnis des Redners) nach Marokko fahren». Man könnte aber auch Spanien, Italien oder sonstige Alternativen vorschlagen, die dem Anliegen des Gegenübers vielleicht besser entsprechen.

Eine weitverbreitete Wortwendung, welche das Opfer möglicherweise an ein verinnerlichtes Anspruchsdenken der Eltern erinnert, lautet: «Ich bin masslos von dir enttäuscht». Hier wird ein schlechtes Gewissen geradezu suggeriert, indem der Täter vorgibt, man habe ihm etwas Böses angetan. Bei nüchterner Betrachtung dieses in vielen Fällen leider sehr wirkungsvollen Satzes wird ein vernunftbegabter selbstbestimmter Mensch zum Schluss kommen, dass eigentlich nur er selber von sich enttäuscht sein kann, da nur er selber darüber entscheidet, ob sein Verhalten den eigenen Werten entspricht oder eben nicht.

Mittels vorgeschobener, an sich glaubwürdiger Analogie, kann ein Manipulator viel erreichen. Dies erfolgt, indem eine Scheinwahrheit suggeriert wird: «Wie dir sicher bekannt ist, kann keine andere Investition mehr Rendite abwerfen als diese». In solchen Fällen wird dann noch angeführt, dass selbst (nicht genannte) Experten dies auch so sehen: «Wie aus der neuesten Studie der kompetentesten Marktforscher zu lesen ist, wird diese Investition schon in einem Jahr weitaus mehr abwerfen als alle anderen». Werden Aussagen mehrmals glaubhaft wiederholt, dann wird das Opfer «mürbe» und beginnt, diese Ansicht zu übernehmen. Dabei kann der Manipulator in der Argumentationskette auch einen Einzelfall mit fiktiven Experten zu einer allgemeingültigen Meinung reifen lassen. Denn die wenigsten würden sich anmassen, seine überaus grossartige Kompetenz zu hinterfragen.

Eine sehr wirkungsvolle Art, seine egoistischen kriminellen Neigungen durchzusetzen, erreicht ein Manipulator, indem er dem Gegenüber, wie aufgezeigt, Angst einflösst. Wenn jemand in einem Betrieb beispielsweise einen Fehler offen zugibt und ehrlich kommunizieren möchte, kann dies auch als eine Gefahr für die Organisation dargestellt werden. «Können Sie sich vorstellen, was das für Auswirkungen hat? Unsere Führungskräfte werden verunsichert und mit dieser Information kann dann die Konkurrenz uns anschwärzen und dabei unsere Marktanteile gewinnen. Damit verunsichern Sie den Rest der Belegschaft und die guten Mitarbeiter verlassen das Unternehmen. Wollen Sie das wirklich riskieren?» Der verantwortliche Mitarbeiter wird dabei verunsichert, obschon die genannten Konsequenzen unrealistisch sind. Denn eine ehrliche Informationspolitik hat bekanntlich langfristig die bessere Wirkung bei den Kunden, weil damit Vertrauen aufgebaut wird.

Mit Hilfe einer Projektion kann eine Meinung auch verstärkt werden. «Es wird wohl kaum jemand mit einem hohen Intelligenzquotienten hier anderer Meinung sein. Wenn doch, dann wohl nur, weil er seine eigenen Ziele verfolgt.» Meistens werden dann noch die Wahrheit und der Glaube an das Gute hinzugezogen: «Sie können mir glauben, dass…» oder «Ich kann Ihnen zweifelsfrei garantieren, dass…» etc. Dabei spielen auch die Gewohnheiten der Opfer eine wesentliche Rolle, indem die Beweislast umgekehrt wird: «Aber Sie glauben nicht im Ernst, dass das gehen wird. Wir haben das schon immer so gemacht und es hat immer bestens funktioniert». Wenn dann beim Opfer noch Zweifel bestehen und diese vom Manipulator lächerlich gemacht werden, wird es Zeit, zu gehen. Denn dann folgt in aller Regel ein indirekter persönlicher Angriff, der nur schwer als Beleidigung erkannt werden kann. Dabei wird dem Opfer fehlende Objektivität unterstellt oder über Emotionen an die Fairness appelliert. Damit soll – was empathische Menschen ja gerade auszeichnet – Mitleid oder je nach Situation auch Angst erzeugt werden.

Weitere probate Mittel, wie ein Opfer unbewusst manipuliert werden kann, sind die Gestik und Mimik. Wie wir in Kapitel 5.12 gesehen haben, wird die verachtende Mimik vielfach eingesetzt, um unbewusste Angst einzuflössen. Wenn sich jemand nun bei einem Gespräch schräg hinstellt, die Arme verschränkt, die Füsse auf den Tisch stellt oder die Hände über den Kopf hebt, um die Schläfe zu halten, dann wird damit Macht suggeriert und das Opfer bezüglich seines sozialen Status unbewusst erniedrigt. Bei sprachlichen Formulierungen mit abstrakten und konkreten Worten führt die verminderte Aktivierbarkeit des Gyrus temporalis anterior superior rechts im Gehirn zu einem teilweise unflexiblen, stereotypen Gesprächsstil der psychopathischen Persönlichkeit. Dies erklärt die Unterstreichung der Argumente durch eine auffallend körperlich betonte Gebärdensprache, welche letztlich dazu dient, überzeugend zu wirken.

Ein manipulierendes Mail

Obschon der Eindruck aufkommen könnte, dass das nachfolgende Beispiel eines Mails erfunden ist, sei hiermit festgehalten, dass der Inhalt echt ist. Im sprachlichen Ausdruck des Mails fällt auf, dass das Lieblingswort jedes Narzissten «Ich» in diesem Beispiel bei knapp 500 Wörtern 13 Mal vorkommt. Zudem werden noch 5-mal «mir», 4-mal «mein» und 3-mal «mich» ausgesprochen. Des Weiteren kommen insgesamt über 20-mal «Du», «Dich», «Ihr», «wir», «uns» oder «euch» vor. Demnach sind fast 10% der Worte und somit praktisch alle Sätze «ichbezogen».

Bei der Analyse des Inhalts werden diese Formulierungen dabei interessanterweise mehrheitlich dazu verwendet, Schuldzuweisungen auszusprechen. Damit wird die suggestive Haltung der schreibenden Person ausgedrückt. Es wird mit Hilfe der Projektion versucht, eine zermürbende Schuldzuweisung vorzunehmen, ohne dem Gegenüber die Möglichkeit zu geben, auf die Vorwürfe überhaupt erst einzutreten. In der nachfolgenden Sprachanalyse werden die Originalaussagen inklusive Fehler kursiv, die jeweiligen Feststellungen des Autors in normaler Schrift dargestellt. Dazu muss vorausgeschickt werden, dass es bei dem hier vorliegenden kommunikativen Konflikt um eine kaum nennenswerte Sache ging, welche nur einen geringen materiellen und eher mässigen emotionalen Wert darstellte.

Hallo Du

ich habe Deinen Anruf gestern erhalten. Vielen Dank. Du brauchst nicht noch mal anzurufen. Damit wird dem Adressaten jede Möglichkeit der Replik verunmöglicht, sie wird abgeblockt. *Der Auslöser der Diskussion mag ein unwichtiger Punkt in unserem Leben sein, die Reaktion darauf allerdings symbolisch und nicht unrelevant.* Im Grunde wäre irrelevant korrekt. Diese Formulierung stellt eine doppelte Negation dar und ist somit eine interessante Variante in der Argumentation, da damit Verwirrung und schlechtes Gewissen erzeugt werden soll. *Du sprichst von Informationsdefiziten und Kommunikationsproblemen. Für mich und dein Bruder ist eindeutig klar: es existierten weder Informationsdefizite noch Kommunikationsprobleme. Wir haben uns von Anfang an klar ausgedrückt, alle mit ins Boot geholt und fair verhalten.* Bei solch einer Vehemenz können kaum mehr sachliche Argumente der unmissverständlichen Botschaft entgegen gebracht werden. Die Konfrontation und der damit zusammenhängende Konflikt haben ein hohes Mass erreicht.

Lediglich ein einziger Satz, der durchaus arrogant klingen mag, aber in der eigentlichen Intention deiner Frau gegenüber nur kollegial gemeint war, mag anders aufgefasst werden. Eine Aussage die «nur kollegial» gemeint war, ist suspekt. *Ich schreibe Euch eigentlich so viel Empathie zu, dass ihr diesen Satz bei genauerem Nachdenken auch richtig verstehen konntet.* Ein Appell an die Empathie, bei welchem dem Gegenüber suggeriert wird, dass dieses nicht im Stande ist genau nachzudenken, zeugt von der Absicht, manipulieren zu wollen.

Ich habe allerdings den Eindruck, dass dieser kleine Satz ausschliesslich negativ aufgefasst werden wollte. Wenn das so ist, dann hat Deine Frau ein Problem mit mir und garantiert nicht umgekehrt! Der Eindruck ist leider schon öfter bei uns entstanden. Mit Hilfe einer hypothetischen Formulierung wird eine fehlerhafte Einstellung suggeriert und stellt letztlich eine Projektion dar, indem die eigenen schändlichen Taten dem Empfänger der Nachricht angedichtet werden sollen.

Vielleicht klärst Du das mal intern zwischen Euch beiden. Da scheint bei Deiner Frau eine unnötige Eifersucht zu existieren, die allen das Leben jetzt und in Zukunft schwer machen kann. Auch wenn Deine Frau das Dir gegenüber vielleicht nicht zugibt und allgemein nicht nach aussen zeigt. Eine interessante Analyse, in der mit einer Scheinanalyse suggeriert wird, dass ein Problem bestehen soll. Dabei wird bewusst versucht, eine Intrige oder einfach Zwietracht zu säen.

Tatsache war ja wohl auch, wie dein Bruder mir gegenüber berichtet hat und wie Du zugegeben hast, dass Deine Frau wohl eindeutiges Interesse an der Tasche hatte. Wenn dann bei deiner Frau eine innere Verbitterung aufkommt, weil meine Schwiegermutter mir die Tasche auch noch zugesprochen hat, dafür mag ich Verständnis haben und ist ja vielleicht auch menschlich. Eine Feststellung, die wenig reflektiert ausgesprochen wird, zielt darauf ab, eine allfällige Gegenargumentation zu verunmöglichen, indem sogar Verständnis für *vielleicht* menschliche Handlungen ausgesprochen wird.

Absolut unfair war allerdings Euer daraufhin folgendes Verhalten. Ich muss sagen, dass ich darüber zutiefst enttäuscht bin. Dem Grundsatz der «goldenen Regel» folgend kann ein Mensch nur von sich selber und nie von jemand anderem enttäuscht sein. Niemand hat das Recht, den Grundsatz der Selbstbestimmung mit Hilfe der Verletzung der psychischen Integrität eines anderen Menschen zu beeinträchtigen. Solche Aussagen sind beleidigend und können letztlich nur ignoriert werden. *Mich innerhalb der Familie in ein so unschönes Licht zu stellen ist mir gegenüber unangebracht und absolut respektlos. Übrigens genauso respektlos Deinem Bruder gegenüber. Ich habe Euch nichts getan und ich habe mich Euch gegenüber und auch innerhalb der Familie immer korrekt verhalten.* Damit wird dargelegt, dass das Mail als solches korrekt sein soll, obschon auch hier mit Hilfe der Projektion versucht wird, den Empfänger der Nachricht zu instrumentalisieren.

Selbst wenn Du lediglich ausführende Person in Deinem Gespräch mit meinem Schwiegervater die Interessen Deiner Frau vertrittst, so halte ich dieses Verhalten hinter meinem Rücken als sehr fragwürdig. Was bezweckt Ihr mit diesem Verhalten? Wenn Ihr ein Problem mit uns habt, dann wäre es für die Zukunft fairer, das bei uns selber vorzutragen. Das Mail ist eine Replik auf einen erfolglosen Versuch, den Konflikt telefonisch zu klären, wie dies im ersten Satz festgehalten wird.

Ich möchte Dich/Euch bitten, so ein Verhalten mir/uns gegenüber nie wieder an den Tag zu legen. Weder in der Familie noch im Bekannten- oder Freundeskreis. Hier wird die in den Ausführungen von Joseph Carver dargelegte Technik, das Umfeld zu isolieren, angewendet.

Ich möchte Euch auch bitten, diesen Fall meinem Schwiegervater gegenüber klarzustellen. Ich bin nicht der Typ, der seine Person einfach so und aus niederen Gründen durch den Kakau ziehen lässt. Offensichtlich wird hier einseitig ein Wertesystem definiert, dessen Zweck wohl eine Beschneidung der Selbstbestimmung offenbart.

Die Zukunft können wir gerne dann wie vorgeschlagen am vierer-Tisch diskutieren und ich bin sicher, dass wir auch wieder zusammen lachen können. Die absolute Ich-Formulierung wäre umsichtiger formuliert, wenn es heissen würde, wonach «...eine Zuversicht besteht, dass man wieder zusammen lachen kann». Ob man nach solchen aggressiven Ausführungen jemals wieder wirklich herzhaft lachen kann, erscheint bei der Betrachtung des Konfliktmodells von Glasl (vgl. Kap. 5.8) eher unwahrscheinlich. Der in den Formulierungen festgestellte «Kampfmodus» ist hoch. Bei vernunftbegabten empathischen Menschen hinterlassen solche Ausführungen oft tiefe seelische Wunden, die sich kaum mehr korrigieren lassen, da sich ein solches Verhalten, wie es Carver beschreibt, wiederholen wird.

Viele Grüsse

Deine ...

So oder ähnlich dürften nun die unzähligen Fälle von Cybermobbing, Stalking etc. ablaufen. In solchen Situationen hat man nur zwei Möglichkeiten:

sich laufend zu ärgern und bis zum Umfallen instrumentalisieren zu lassen oder der Beziehung gezielt auszuweichen oder gar als letzte Konsequenz vollständig abzubrechen.

7.4 «Verhaltenssteuernde Substanzen»

Nachfolgend werden in alphabethischer Reihenfolge einige chemische Substanzen beschrieben, welche, abhängig von der vom Körper produzierten Menge, die Entscheidungsfindung respektive das Verhalten der Menschen massgeblich beeinflussen.[46]

Adrenalin (Stresshormon)

Adrenalin (auch Epinephrin) ist ein Hormon, welches der Körper vor allem bei Stress, Muskeltätigkeit und Sauerstoffmangel ausschüttet. Dies führt zu Kaltschweissigkeit, Schwäche, Zittern, Herzrasen und Angstgefühl. Zudem verringert sich die Darmbewegung, die Bronchialmuskulatur erschlafft und die Bronchien werden erweitert. Therapeutisch wird Adrenalin bei einem Kreislaufstillstand, einem lebensbedrohlichen allergischen Schock, Bronchialkrämpfen, Asthma bronchiale oder als Zusatz mit örtlichen Betäubungsmitteln gegeben. Gerade bei Begegnungen mit Psychopathen haben viele Menschen stressbedingt einen erheblich erhöhten Adrenalinspiegel (siehe auch Ausführungen von Sam Vaknin auf Seite 83).

Cortisol (Angsthormon)

Cortisol ist ein Stresshormon, das bei Angstzuständen ausgeschüttet wird und den Menschen in den Modus «Fight or Flight» (deutsch: Kampf oder Flucht) versetzt: Das rationale Denken ist lahm gelegt. Wir entscheiden impulsiv und schnell, aber unreflektiert. Angst ist ein Schutzmechanismus, der uns in Gefahrensituationen das Leben rettet. Bei der alltäglichen Entscheidungsfindung ist Angst jedoch ein schlechter Berater. Statt uns für die anstehende

[46] Stapferhaus Lenzburg, «Entscheiden»: Eine Ausstellung vom September 2012 bis April 2014

Entscheidung (mit Energie) die nötige Ruhe und Zeit zu nehmen, handeln wir impulsiv und unreflektiert.

Dopamin (Glückshormon)

Dopamin aktiviert das Belohnungssystem im Gehirn: Wir geraten in einen Zustand von Rausch und Euphorie. Die Vorgänge, die sich dabei in unserem Hirn abspielen, gleichen der Wirkung von Kokain. Wir neigen zu risikoreicheren Entscheidungen. Eine Studie zeigt, dass Dopamin euphorisierend auf unsere Erwartungen und damit auf unser Entscheidungsverhalten wirkt. Testpersonen wählten aus zwei gleichwertigen Ferienzielen jenes, bei dessen Präsentation sie unter höherem Einfluss von Dopamin standen. Ein überhöhter Dopamin-Spiegel führt jedoch zu Halluzinationen und Verfolgungswahn.

Melatonin (Schlafhormon)

Ein hoher Melatonin-Spiegel ist ein Zeichen von Müdigkeit und wenn wir müde sind, schwindet unsere Willenskraft: Wir neigen dazu, uns für den Weg des geringsten Widerstandes zu entscheiden. Der Psychologe Roy Baumeister prägte den Begriff der «Decision Fatigue» (deutsch: Entscheidungsmüdigkeit): Wir ermüden mental, wenn wir viele Entscheidungen hintereinander treffen müssen. Baumeister konnte in Experimenten nachweisen, dass die Willenskraft – ähnlich wie ein Muskel – bei grosser Belastung ermüdet. Es ist unklug, viele Entscheidungen hintereinander zu treffen. Mittel gegen Entscheidungsmüdigkeit sind genügend Schlaf, Pausen und Glukose (Traubenzucker/Kohlenhydrate).

Oxytocin (Kuschelhormon)

Die Ausschüttung des Kuschelhormons Oxytocin macht uns vertrauensvoll, ausgeglichen und fördert das soziale Verhalten. Das Hormon spielt eine zentrale Rolle bei der Partnerbindung. Ein Mangel an Oxytocin kann zu Kontaktschwierigkeiten führen und Depressionen verstärken. Experimente zeigen: Testpersonen mit künstlich erhöhtem Oxytocin-Spiegel brachten ihren Spielpartnern mehr Vertrauen entgegen. Auf streitende Ehepaare wirkte es beruhigend und deeskalierend. Oxytocin hemmte aber die Entscheidungsfindung in der Gruppe: Die Testpersonen wurden zu nachgiebig und unkritisch. Oxytocin wird freigesetzt, wenn wir verliebt sind, bei angenehmen Körperkontakten wie Umarmungen, Zärtlichkeiten, beim Singen und in hoher Dosis bei einem Orgasmus.

Serotonin (Glückshormon)

Serotonin wird wegen seiner stimmungsaufhellenden Wirkung auch als «Glückshormon» bezeichnet. Das Hormon im richtigen Mass macht uns glücklich, zufrieden und ausgeglichen. Serotonin fördert soziales, kooperatives Verhalten. Es versetzt uns in einen positiven Zustand, um gute und nachhaltige Entscheidungen treffen zu können. Ein Mangel an Serotonin führt zu depressiven Verstimmungen. Ebenso beruhen Angst und impulsive Aggressionen oft auf einem Serotonin-Mangel. Ein überhöhter Serotonin Spiegel dagegen führt zu Unruhe und Halluzinationen.

Testosteron (männliches Sexualhormon)

Ein hoher Testosteron-Spiegel fördert das sexuelle Verlangen, das Konkurrenzdenken und die Risikobereitschaft. Testosteron wirkt angstmindernd und sorgt für ein dominantes Auftreten. In Experimenten wurde der Testosteron-Spiegel von Frauen künstlich erhöht. Unter dem Einfluss von Testosteron verhielten sie sich im Umgang mit Geld riskanter. Bei der Entscheidungsfindung in der Gruppe neigten sie dazu, ihre eigene Meinung überzubewerten und den anderen ihre Entscheidung aufzudrängen.

7.5 Wahrheit, Loyalität und andere Zitate

Mit der eingangs erwähnten Frage von Aristoteles, ob Wahrheit oder Loyalität wichtiger ist, beschäftig(t)en sich viele Menschen. Nachfolgende – keinesfalls abschliessende – Zusammenstellung kann als eine weitere Quelle inspirativer Denker (Menschen) verstanden werden:

- Die Lüge ist die Wahrheit der Egoisten. (Gerrit Donat)
- Man kann auf seinem Standpunkt stehen, man sollte aber nicht drauf sitzen. (Erich Kästner)

- Das Gewissen ist fähig, Unrecht für Recht zu halten, Inquisition für Gott wohlgefällig und Mord für politisch wertvoll. Das Gewissen ist um 180 Grad drehbar. (Erich Kästner)
- Wenn einer keine Angst hat, hat er keine Phantasie. (Erich Kästner)
- Wenn Freiheit überhaupt etwas bedeutet, dann das Recht, anderen Leuten das zu sagen, was sie nicht hören wollen. (George Orwell)
- Wer fragt, ist ein Narr für eine Minute. Wer nicht fragt, ist ein Narr sein Leben lang. (Chinesische Weisheit)
- Bescheidenheit kommt von Bescheid wissen. (Thomas Mann)
- Es gibt mehr Menschen, die zu früh aufgeben, als solche, die scheitern. (Henry Ford)
- Wenn die Winde der Veränderung wehen, bauen einige Menschen Mauern, andere Windmühlen. (Chinesische Weisheit)
- Willst du den Charakter eines Menschen erkennen, so gib ihm Macht. (Abraham Lincoln)
- Gehe nie zu deinem Fürst, wenn du nicht gerufen wirst. (Vers von 1898 aus dem Supplement zum Berliner Tagblatt)
- Bei den meisten Erfolgsmenschen ist der Erfolg grösser als die Menschlichkeit. (Daphne du Maurier)
- Der Computer arbeitet deshalb so schnell, weil er nicht denkt. (Gabriel Laub)
- Die meisten Menschen haben vor einer Wahrheit mehr Angst als vor einer Lüge. (Ernst Festel)
- Die Menschen glauben viel leichter eine Lüge, die sie schon hundertmal gehört haben, als eine Wahrheit, die ihnen völlig neu ist. (Alfred Polgar)
- Mancher hält an seinen Grundsätzen fest, weil er keine anderen geprüft hat. (Ernst Reinhardt)
- Schlaue lernen von allem und jedem, Normale von ihren Erfahrungen, Dumme wissen immer alles besser. (Sokrates)
- Drogensüchtige werden therapiert, Geldsüchtige hofiert. (Martin Bartonitz)

- Führung, das heisst vor allem andere zum Erfolg bringen. (Herbert Gienow)
- Keine Demokratie ohne Empathie. (Arno Gruen)
- Wer wirklich Autorität hat, wird sich nicht scheuen, Fehler zuzugeben. (Bertrand Russell)
- Die Wahrheit ist das Kind der Zeit, nicht der Autorität. (Bertold Brecht)
- Ein kluger Mann macht nicht alle Fehler selbst. Er gibt auch anderen eine Chance. (Winston Churchill)
- Kopfnicken ist die Gymnastik der Angepassten. (Norbert Stoffel)
- Die Wahrheit ist eine unzerstörbare Pflanze. Man kann sie ruhig unter einem Felsen vergrabe, sie stösst sich trotzdem durch, wenn es an der Zeit ist (Frank Thiess)

Mahatma Gandhi:

- Was man mit Gewalt gewinnt, kann man nur mit Gewalt behalten.
- Der Schwache kann nicht verzeihen. Verzeihen ist eine Eigenschaft des Starken.
- Es gibt keinen Weg zum Frieden, denn Frieden ist der Weg.
- Gutes kann niemals aus Lüge und Gewalt entstehen.
- Liebe ist die stärkste Macht der Welt und doch ist sie die demütigste, die man sich vorstellen kann.
- Zuerst ignorieren sie dich, dann lachen sie über dich, dann bekämpfen sie dich und dann gewinnst du.
- Wenn du im Recht bist, kannst du dir leisten, die Ruhe zu bewahren; und wenn du im Unrecht bist, kannst du dir nicht leisten, sie zu verlieren.
- Sei du selbst die Veränderung, die du dir wünschst für diese Welt.
- Die Welt hat genug für jedermanns Bedürfnisse, aber nicht für jedermanns Gier.
- Stärke wächst nicht aus körperlicher Kraft – vielmehr aus unbeugsamen Willen.
- Reich wird man erst durch Dinge, die man nicht begehrt.

- Du und ich: Wir sind eins. Ich kann dir nicht wehtun, ohne mich zu verletzen.
- Auge um Auge – und die ganze Welt wird blind sein.
- Wo Liebe wächst, gedeiht Leben – wo Hass aufkommt droht Untergang.
- Man soll weder annehmen noch besitzen, was man nicht wirklich zum Leben braucht.
- Die Nichtzusammenarbeit mit dem Schlechten gehört ebenso zu unseren Pflichten wie die Zusammenarbeit mit dem Guten.
- Es gibt Wichtigeres im Leben als beständig dessen Geschwindigkeit zu erhöhen.
- Ich bin der Wahrheit verpflichtet, wie ich sie jeden Tag erkenne, und nicht der Beständigkeit.
- Ich glaube an die Gewaltlosigkeit als einziges Heilmittel.
- Das Geheimnis eines glücklichen Lebens liegt in der Entsagung.

Karl Raimund Popper:

- *Gegenwart*: Nie überlegen, was morgen sein wird, sondern das tun, was man heute tun kann.
- *Intoleranz:* Im Namen der Toleranz sollten wir (...) das Recht beanspruchen, die Intoleranz nicht zu tolerieren.
- *Natur:* Während die Philosophen noch streiten, ob die Welt überhaupt existiert, geht um uns herum die Natur zugrunde.
- *Optimist:* Optimismus ist Pflicht. Man muss sich auf die Dinge konzentrieren, die gemacht werden sollen und für die man verantwortlich ist.
- *Vernunft:* Man hat nur die Wahl zwischen Vernunft und Gewalt.
- *Wissen:* Durch unser Wissen unterscheiden wir uns nur wenig, in unserer grenzenlosen Unwissenheit aber sind wir alle gleich.
- *Wissen:* Sollte auch einer einst die vollendete Wahrheit finden, so wüsste er es doch nicht. Es ist alles durchsetzt von Vermutung.
- *Zukunft:* Unsere Einstellung der Zukunft gegenüber muss sein: Wir sind jetzt verantwortlich für das, was in der Zukunft geschieht.

Kurz-Essay:

«Sprich weniger! Du wirst umso mehr sagen» sagte einst Jacques Deval. Oder: «Wer zuhören kann, erspart sich viele Worte», so Ernst Ferstl. Bevor wir wie wild zu argumentieren beginnen, sollten wir herausfinden, worum es unserem Gegenüber überhaupt geht. Vielleicht haben wir ja zuvor etwas missverstanden. Vielleicht offenbart sich ein Auffassungsunterschied, der sich leicht ausräumen lässt. Wahrscheinlich liegt ein Kompromiss nahe, sobald wir die Interessen und Bedürfnisse unseres Gesprächspartners kennen. Was drücken wir ausserdem damit aus, wenn wir uns beim Plaudern zurückhalten? Dass wir an einer Begegnung interessiert sind und nicht daran, uns selbst in den Mittelpunkt zu rücken. Dass uns der andere wichtig ist. Dass wir in der Lage sind, uns im Interesse der Sache zurückzunehmen. Alles Botschaften, die willkommen sind. Gewiss, man soll nicht wie ein stummer Fisch dasitzen: Ein gutes Gespräch ist ein Geben und Nehmen. Wer etwas erzählt, möchte auch noch eine Reaktion und die eine oder andere Nachfrage erleben. Gute Zuhörer verstehen es weiter, den Dialog durch ihre Aufmerksamkeit zu vertiefen. Auf diese Art als Gesprächspartner zur Verfügung zu stehen, ist ein Geschenk.

Quelle unbekannt, aber im Kontext der bisherigen Ausführungen nicht minder inspirativ:

- Formuliere nicht die Lösung, bevor andere das Problem verstanden haben. (Du nimmst ihnen sonst die Arbeit ab.)
- Führe dich nicht auf wie ein Chef, sei einer.
- Begleite Menschen, nicht Themen.
- Führe Menschen zum Ziel, zeige ihnen den Weg.
- Man darf nicht über, man muss mit Menschen lachen.
- Nur wer die Geschichte kennt, versteht die Gegenwart
- Nur wer in der Gegenwart die Vergangenheit versteht, wird die Zukunft erkennen.
- Übung macht Meister. Besser ist Übung gegen die Macht der Geister.

- Fehlende kritische Selbstreflektion führt zu Ohnmacht. (zum Thema Leaderment = Leadership + Management)
- Lieber den Falschen loben als den Richtigen kritisieren.
- Lieber konstruktive Kritik als gar keine Anerkennung.
- Wer die anderen neben sich klein macht, ist nie gross.
- Spätestens beim Erben lernst Du Deine Verwandten und vor allem die Zugewanderten kennen.
- Die äussere Schönheit korreliert nicht zwingend mit der inneren.
- Leben und leben lassen: Aber «Lebe und lass Dich nicht leben».
- Mit Ehrlichkeit (Wahrheit) verdient man kaum Geld, aber (eigene) Anerkennung und vor allem ein gutes Gewissen.
- Versicherungen decken nicht in erster Linie Schaden. Zunächst versichern sie diesen gegen Prämien.
- Die besten Verkäufer sind die besten Lügner.
- Es ist nicht alles erklärbar, aber vieles lässt sich erklären.
- Ehrlich! Jeder Mensch ist ehrlich! Wer lügt, ist zu sich selber ehrlich.
- Mehr Schein als Sein.

7.6 Kultur (Filme, Musik, Theater, Kunst etc.)

Die Kultur liefert unzählige Beispiele zum Spannungsfeld zwischen Rationalität (im weitesten Sinne Psychopathie) und Emotionalität (im weitesten Sinne Empathie). Dazu nachfolgend einige wenige, die vielen Lesern, Hörern, Kino- und Fernsehsehern nicht unbekannt vorkommen dürften:

Filmserie: Star Trek: «...ein zentrales Thema der Star-Trek-Serien und -Kinofilme sind daher die Auseinandersetzungen, die sich aufgrund ihrer rein rationalen, auf Logik aufgebauten Handlungs- und Denkweise mit der emotionalen, widersprüchlicheren menschlichen Mentalität ergeben.»

Musikgruppe: Die Fantastischen Vier: «Gebt uns ruhig die Schuld, den Rest könnt ihr behalten, falls es euch beruhigt, es trifft auf keinen Fall die Falschen. (...) Also gebt uns ruhig die Schuld für alles Mögliche, vielleicht macht es euch glücklicher.»

Theater: Shakespeare: «To be or not to be»

Märchen: Hans Christian Andersens «Des Kaisers neue Kleider»: Das Märchen handelt von einem Kaiser, der sich von zwei Betrügern für viel Geld neue Gewänder weben lässt. Diese machen ihm weis, die Kleider seien nicht gewöhnlich, sondern könnten nur von Personen gesehen werden, die ihres Amts würdig und nicht dumm seien. Tatsächlich geben die Betrüger nur vor, zu weben und dem Kaiser die Kleider zu überreichen. Aus Eitelkeit und innerer Unsicherheit erwägt er nicht, dass er die Kleider selbst auch nicht sehen kann. Auch die Menschen, denen er seine neuen Gewänder präsentiert, geben Begeisterung über die scheinbar schönen Stoffe vor. Der Schwindel fliegt erst bei einem Festumzug auf, als ein Kind sagt, der Kaiser habe gar keine Kleider an, diese Aussage sich in der Menge verbreitet und zuletzt vom ganzen Volk gerufen wird. Der Kaiser erkennt, dass das Volk recht zu haben scheint, entscheidet sich aber «auszuhalten». Er und der Hofstaat setzen die Parade fort.

Zum Schluss seien noch einige *Filme* genannt, welche Unterhaltung bieten und dabei die gute und vor allem die böse (psychopathische) Seite gewisser Menschen reflektieren: «Catch Me If You Can», «Fifty Shades of Grey», «James Bond», «The meaning of life», «Silence of the Lambs», «The Wolf of Wall Street», «Es geschah am helllichten Tag», «Batman», «Superman», «The Incredibles», «Dr. Jekyl and Mr. Hide», «Kain und Abel», «Ich einfach unverbesserlich», «Ratatouille» oder einfach fast alle Märchen und andere zum Teil bereits erwähnte Filme....

7.7 Eines von unzähligen Beispielen aus einem Blog

Stellvertretend für die unzähligen Beiträge in den unterschiedlichsten Blogs beschreibt folgender Beitrag, was Opfer erleben.

Ich bin auch einem Menschen entkommen, der eine antisoziale Persönlichkeitsstörung hat, allerdings bin ich die kranke Person in seinen Augen :). Es ist aussenstehenden Personen nicht wirklich vermittelbar, was wir da gesehen haben all die Jahre. Charmant, nett, zuvorkommend, hilfsbereit usw., hinterrücks Betrug, Lügen (die so wahrheitsgemäss vorgetragen wurden, dass man es kaum erkennen konnte). Heute achte ich auf die Gestik oder Mimik der Person, und es ist erstaunlich, ich weiss, dass er lügt, eigentlich ständige Halbwahrheiten erzählt und man sieht ausser ein kurzes Zucken in den Augen «nichts», kein Angstschweiss, keine Nervosität, seine Lügen sind perfektioniert. Es ist unglaublich, dass es so was tatsächlich gibt. Es ist so perfekt, dass es niemand direkt merken kann. Und trotzdem kommen Schwierigkeiten ganz automatisch, weil Lügen haben kurze Beine, und man kann noch so perfekt sein, es wird Menschen geben, die diese Lügen irgendwann aufdecken, ohne es zu wissen, sie erzählen einfach eine ganz andere Story, und wenn man da aufmerksam ist und mehrere verschiedene Leute fragt, sieht man es ziemlich direkt vor Augen. Anders geht es nicht, wenn man hofft, die Lüge erkennen zu können, ist man schon mitten drin in der Katastrophe. Es ist allerdings sehr erstaunlich, dass es nur selten dazu kommt, dass man jemanden seine Untaten nachweisen kann, und wenn ja, ist es interessant zu sehen, welche Geschichten und Märchen dann zu Tage treten. Was dann noch kränker ist, wenn dann zum eigenen Schutz des Psychopathen noch mehr Lügen aufgetischt werden und er plötzlich das Opfer von Intrigen ist, und die anderen lügen, nicht er selbst. Es ist wie gesagt nicht therapierbar. Weil es an Reflektion fehlt und an Moral und Anstand. Diese Eigenschaften sind gar nicht vorhanden. Heute würde ich sagen, dass diese Menschen innerlich tot sind, also keine Empathie besitzen, sie hätten sie gerne, wissen aber nicht, was das ist.

7.8 Reagieren Sie gelassen auf den Terror von Psychopathen

Er kann durchaus liebenswürdig sein – Strategie von Gisela Hagemann[47]:

«Er kommt in der besten Familie vor und auch am Arbeitsplatz in Gestalt eines Chefs oder Kollegen: der Psychopath. Oft dauert es einige Zeit, bis

[47] DIE WELT online. Reagieren Sie gelassen auf den Terror von Psychopathen. Abgerufen am 13.1.2001 unter: http://www.welt.de/print-welt/article427807/Reagieren-Sie-gelassen-auf-den-Terror-von-Psychopathen.html

seine Mitmenschen sein wahres Wesen durchschauen. Denn er kann durchaus liebenswürdig sein, mit seinem persönlichen Charme die Herzen erobern und durch seine hohe Intelligenz und Kreativität bestechen (dabei oft um Menschen zu blenden zu manipulieren, nicht jedoch um wirklich neue Innovationen zu erschaffen). Hinter dieser Maske lauert jedoch ein unberechenbarer Manipulator, der bei anderen immer nur Fehler sucht. Es ist unmöglich, ihm irgendetwas recht zu machen. Der Psychopath ist nicht geisteskrank, aber auch nicht seelisch gesund. Er ist ein Mensch, der seinen eigenen Minderwertigkeitskomplex und seine Angst vor einer Niederlage damit kompensiert, dass er versucht, sich selbst zu erhöhen, indem er andere erniedrigt. Seine innere Unsicherheit resultiert nach aussen in Machtgehabe und Intrigenpolitik. Jeder Mensch hat Schwächen und deshalb latente Minderwertigkeitsgefühle. Das ist normal und bildet die Grundlage für Sensitivität und Einfühlungsvermögen. In einer intakten zwischenmenschlichen Beziehung verzeihen sich die Partner ihre Fehler und lassen sie durch grosszügiges «Übersehen» unwirklich und fast ungeschehen erscheinen. Der Psychopath jedoch ist stets auf der Jagd nach dem Aufdecken von Schwächen anderer und bedient sich der Suggestion, um Macht über seine Mitmenschen auszuüben. Er greift an der empfindlichsten Stelle an und verstärkt damit das Unterlegenheitsgefühl des Opfers. Der Angriff kommt in Form von scharfer Kritik, Lächerlich machen oder scheinbar unbedeutenden Andeutungen, die nur der Betroffene selbst versteht. Bei ständiger Wiederholung akzeptiert das Opfer die suggerierte Idee als eigene Überzeugung. Die konstante Angriffshaltung des Psychopathen wirkt auf seine Mitmenschen ermüdend. Ihre angespannte Verteidigungsbereitschaft verbraucht die Lebensenergie und versetzt das Nervensystem in Hochspannung. Die zunehmende Ermattung schwächt das Urteilsvermögen und lähmt die Handlungskraft. Der Psychopath richtet seine Angriffe speziell gegen das schwächste Glied der Gemeinschaft. Wer dem Opfer zu Hilfe kommt, lässt sich selbst in den Konflikt hineinziehen. Mit der Taktik des «herrsche und teile» schafft der Psychopath zwei gegeneinander kämpfende Lager. Die Betroffenen verlieren den Respekt vor sich selbst und voreinander. Offenheit ist nicht mehr möglich. Ein Klima des Heimlich-Haltens breitet sich aus. Aus Angst vor dem Aufdecken von

Schwächen darf über heikle Themen nicht mehr gesprochen werden. Die Tabuzone weitet sich immer mehr aus. Die allgegenwärtige Vorsicht resultiert in immer längerem Schweigen. Der Kommunikationsstrom zwischen den Menschen versiegt. Das gegenseitige Vertrauen verschwindet ebenso wie der offene Austausch von Gedanken und die Fähigkeit zur Zusammenarbeit. Man glättet über Uneinigkeit mit beschwichtigenden Erklärungen. In einem solchen Arbeitsklima kann keine Innovation gedeihen. Gegen Psychopathen gibt es kein Heilmittel. Die beste Möglichkeit, sich vor dem Terror der Psychopathen zu schützen, ist, sein Machtspiel als Kompensation für seinen Minderwertigkeitskomplex zu durchschauen und sich ein anderes Umfeld zu suchen.»

7.9 Eine weise Erkenntnis

Wenn die grosse Wahrheit siegt,
dann wird die Erde allgemeines Eigentum sein.
Man wird die Weisesten und Tüchtigsten wählen,
um Frieden und Eintracht aufrechtzuerhalten.
Dann werden die Menschen nicht nur ihre Nächsten lieben,
nicht mehr nur für ihre eigenen Kinder sorgen.
Dann werden alle Alten ein friedliches Leben haben,
alle Kräftigen eine nützliche Arbeit leisten,
alle Jungen in ihrem Wachstum gefördert werden,
Witwer und Witwen, Waisen und Einsame,
Schwache und Kranke werden Zuflucht und Fürsorge finden.
Die Männer werden ihre Stellung finden
und die Frauen ihre Heime haben.

Konfuzius (551-479 v. Chr.)

7.10 Audiovisuelle Quellen

Nachfolgend werden einige von unzähligen audiovisuellen Quellen aufgeführt:

Nr.	Titel und Quelle	BeeTag
01	Arte Doku von Ian Walker mit Sam Vaknin «Ich bin ein Psychopath» (lange Version 80‘) https://youtu.be/mIuOm7EFzlM	
02	Arte Doku von Ian Walker mit Sam Vaknin: «Ich bin ein Psychopath» (kurze Version 10‘) https://youtu.be/xPDdBHWalYs	
03	Erich Fromm über den angepassten Menschen https://youtu.be/Dt09hfllNc8 (kurzer Schnitt 2‘)	
04	«I am FishHead» https://youtu.be/TB0k7wBzXPY	
05	Rede von Adolf Hitler: … es spricht der Führer… http://youtu.be/z7feldyduyg (manipulation pur) Nach 22:00 Min beginnt die Rede	

Nr.	Titel und Quelle	BeeTag
06	(Dr.) Guttenberg kommt ins Stottern (man beachte die Mundstellung) https://youtu.be/WxKu8oB6ZNg (Lügen pur) … Mimik beachten	
07	Lügen zu Guttenberg aus der Sicht des Oppositionsführer (Jürgen Trittin) https://youtu.be/EIKiZPgTC_c Pure Rhetorik, bei der die Mimik zu beachten ist. Ein entlarvter Hochstapler, der sich verzettelt https://youtu.be/ZInWF_SXU6s	
08	Volker Pispers: Über den Hochstapler von und zu oben offen Guttenberg…. https://youtu.be/6M6hvc5vZOQ Eine treffende Parodie.	
09	The Wave: US-amerikanischer Collegefilm 1981 https://youtu.be/JFnH1c91d9Q Ein Geschichtslehrer zeigt auf einfache Art auf, wie Menschen manipulierbar sind	
10	Klaus Kinski in der Sendung «Je später der Abend» (1977) https://youtu.be/2ZhExSWhU44	

Nr.	Titel und Quelle	BeeTag
11	Gier frisst Hirn: Das geheime Videotagebuch der S&K-Millionäre https://youtu.be/PHQMIMSJUvw	
12	«Psychopath Andreas», der in der Sendung Frauentausch seine Impulskontrolle verliert. https://youtu.be/J2PR2cZmUQw	
13	Falls gewisse der oben stehenden Links seit der Drucklegung nicht mehr in Betrieb sein sollten. Unter http://www.1-prozent.ch/quellen/ finden sich Alternativen und Zusätze.	

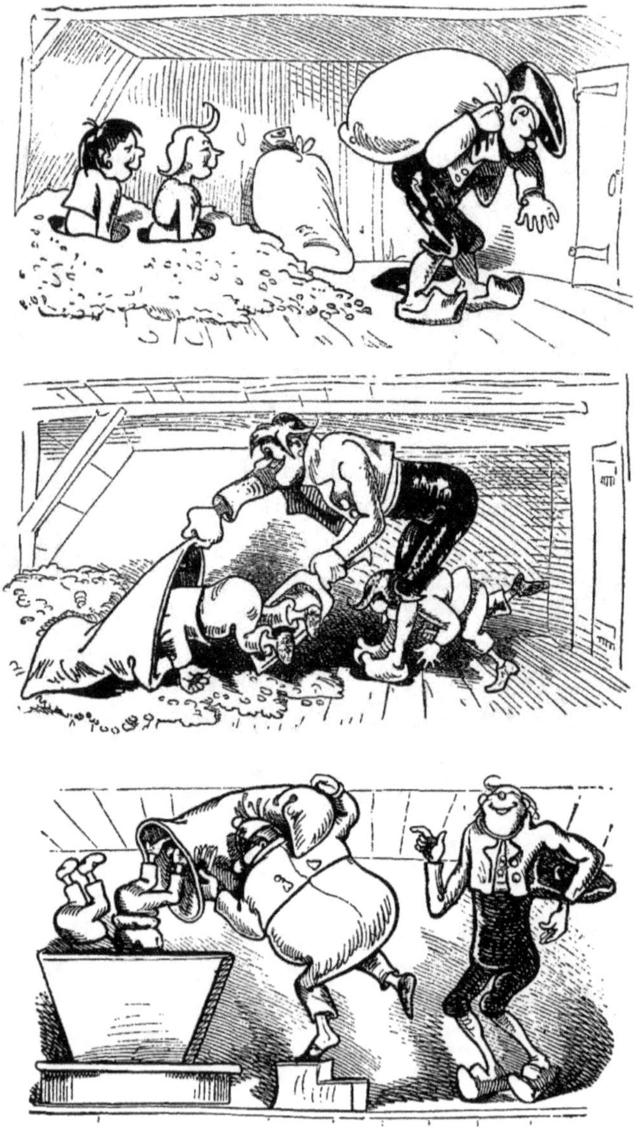

Wilhelm Busch (1832-1908): Max und Moritz – Eine Bubengeschichte in sieben Streichen (1865)

8 «Urheberverzeichnis» als inspirative Quelle

In diesem Verzeichnis wird – wie schon im Vorwort erwähnt – auf umfassende konkrete Quellenangaben verzichtet. Es sollen jedoch Menschen (Wissenschaftler, Staatsoberhäupter, Autoren, Komiker, fiktive Figuren, Musikgruppen etc.) erwähnt werden, die als gedankliche Quellen und im weitesten Sinne als Urheber einen Beitrag zu diesem Buch geleistet haben. Anhand dieser und weiterer unzähligen Quellen wurden die hier vorliegenden Erkenntnisse überhaupt möglich. Die Erwähnung der Einzelnen erfolgt weiter unten ohne Angabe von akademischen Titeln, da diese – obwohl in der Mehrheit korrekt erworben – ja auch «hochstaplerisch» geklaut oder gekauft sein könnten. Und so kommt es, dass im Folgenden, neben den grossartigen Gedanken verschiedener Denker, auch Menschen zu finden sind, die einen zweifelhaften Beitrag für die Menschheit erbracht haben. Die folgende Auflistung erhebt keinesfalls den Anspruch auf Vollständigkeit. Sie wird aber der Einfachheit halber in alphabetischer Reihenfolge des Nachnamens, sofern vorhanden mit Vornamen oder eben nur mit Vornamen, vorgenommen.

– Mike Adams – Theodor W. Adorno – Idi Amin – Hans Christian Andersen – «Andreas» – Aristoteles – Gabriele Ast – Simon Baker – Gustave Le Bon – Borwin Bandelow – Marie-Henri (Stendahl) Beyle – Niels Birbaumer – Eugen Bleuler – Angela Book – Anders Behring Breivik –Heike Bruch – Wilhelm Busch – Jacques Callot – Albert Camus – Charlie Chaplin – Noam Chomsky – Hervey M.D. Cleckley – John Cleese – Bill Clinton – Gerhard Dammann – Charles Darwin – Honoré Daumier – Nadine Defiebre – Anton Delbrück – René Descartes – «Die Är zte» – «Die Fantastischen Vier» – Peter Drucker – Kevin Dutton – Paul Eckmann – Roy Edlund – Susan Forward – Sigmund Freud – Erich Fromm – Uwe Füllgrabe – Mahatma Gahndi – Carl Friedrich Gauss – Friedrich Glasl – Joseph Goebbels – Arno Gruen – Adolf Guggenbühl-Craig – Reinhard Haller – William Gerard Hamilton – Robert D. Hare – Watzlav Havel – Bruno Heller – Heraklit – Heinrich Luitpold Himmler – Marie-France Hirigoyen – Adolf Hitler – Susanne Hochedlinger – Jens Hoffmann – David Hume – Petra Jenner – Jim Jones – Carl Gustav

Jung – Immanuel Kant – Benjamin Kapman – Otto F. Kernberg – Manfred Kets de Vries – Søren Kierkegaard – Christine Kirkman – Denis Köhler – Konfuzius – David Kosson – Mikael Krogerus – «Felix Krull» – Caspar Johann Lavater – Ruppert Lay – Bon Gustave Le – Liliane Leedom – Abraham Lincoln – Andrzej Łobaczewski – Sacha Lobo – Matt Logan – Konrad Lorenz – «Loriot» – Niccolo Macchiavelli – Kirsche Anke Maggauer- – Thomas Mann – William March – Karl Marx – Abraham Maslow – Douglas McGregor – Clark McPhail – Walter Merhing – Theodore Millon – Python Monty – Rolf Mösli – «Navi CIS» – Peter Nieschmidt – Friedrich Wilhelm Nietzsche – George Orwell – Pier Paolo Pasolini – Philippe Pinel – Rajmund Piotrowski – Volker Pispers – Platon – Karl Raimund Popper – Richard David Precht – Adrian Raine – Fritz Riemann – Marshall Rosenberg – Bertrand Russel – Holger Rust – Joseph Sachs – Wolf Schneider – Friedemann Schulz von Thun – William Shakespeare – Edward Snowden – Manfred Spitzer – Konstantin Sergejewitsch Stanislawski – Martha Stout – «STUPIDEDIA» – «The Mentalist» – Roman Tschäppeler – Mao Tse Tung – Marc Twain – Sam Vaknin – Vamik D. Volkan – Voltaire – Johann Wolfgang von Goethe – Theodor von Guttenberg – Richard von Krafft-Ebing – Peter von Matt – Ian Walker – Max Weber – Jens Weidner – «WIKIPEDIA» (ergänzt und präzisiert) – Erich Wulffen – «WWW» (im allgemeinen) – «YOUTUBE» – Albert Ziegler – u.v.m. –

9 *Glossar und begriffliche Gegenüberstellungen*

Dieses Glossar führt die wesentlichen Begriffe sowie diverse dazugehörige Konzepte im Zusammenhang mit Psychopathie auf. Nachfolgend werden auch Themen erwähnt, die nicht Bestandteil der Zusammenstellungen in den bisherigen Kapiteln waren, um das Thema noch besser abzugrenzen respektive einzuordnen. Die Herausforderung liegt jeweils darin, dass die Definitionen gewisser Begriffe je nach verwendeter Quelle und Epoche sowie gewähltem Kontext teilweise differieren, wobei sie im Grundsatz dieselbe Bedeutung haben.

Bashing	Stammt aus dem Englischen (to bash) und steht für eine verbale «öffentliche Beschimpfung» bzw. für einen physischen «heftigen Schlag» im Rahmen eines Konflikts.
Big Five	Bei dem Fünf-Faktoren-Modell (FFM) handelt es sich um ein Modell der Persönlichkeitspsychologie, das fünf Hauptdimensionen der Persönlichkeit postuliert. Demnach lässt sich jeder Mensch auf den folgenden Skalen einordnen: Neurotizismus, Extraversion, Offenheit für Erfahrungen, Gewissenhaftigkeit und Verträglichkeit. Dabei sind folgende Ausprägungen von schwach bis stark zu beobachten: • Neurotizismus: selbstsicher/ruhig resp. emotional verletzlich • Extraversion: zurückhaltend/reserviert resp. gesellig • Offenheit für Erfahrungen: konsistent/vorsichtig resp. erfinderisch/neugierig • Gewissenhaftigkeit: unbekümmert/nachlässig resp. effektiv/organisiert • Verträglichkeit: kompetitiv/misstrauisch resp. kooperativ/freundlich/mitfühlend
Bossing	Gleiche Bedeutung wie Mobbing, wobei die Aktionen in diesem Fall vom Vorgesetzten ausgehen

Bullying	Englische Bezeichnung für → siehe Mobbing.
Cybermobbing	Damit werden Diffamierungen, Belästigungen, Bedrängung und Nötigung anderer Menschen oder Firmen mit Hilfe elektronischer Kommunikationsmittel über das Internet, in Chatrooms, beim Instant Messaging und/oder auch mittels Mobiltelefonen bezeichnet. Dazu gehört auch der Diebstahl von (virtuellen) Identitäten, um in fremden Namen Beleidigungen auszustossen oder Geschäfte zu tätigen usw.
Dark Triad (Dunkle Triade)	Auch als «Dunkler Dreiklang» bezeichnet, ist dies ein psychologisches Persönlichkeitskonstrukt. Es befasst sich mit den «dunklen Eigenschaften» der Menschen, die in der Gesellschaft als unerwünscht gelten. Es besteht aus drei Persönlichkeitstypen: → Narzissmus, → Machiavellismus und → Psychopathie. Ihnen allen gemeinsam ist die Eigenschaft, das eigene Wohl über das der anderen zu stellen. Alle drei Typen gelten als emotional kalt, selbstgerecht und egoistisch. Es geht bei diesem Konstrukt um die subklinischen Formen der Persönlichkeitstypen, also um Persönlichkeitseigenschaften von Menschen, mit denen wir alltäglich verkehren.
DSM-IV	Diagnostic and Statistical Manual of Mental Disorders (DSM; englisch für «diagnostischer und statistischer Leitfaden psychischer Störungen») ist ein Klassifikationssystem in der Psychiatrie. Es wird seit 1952 von der American Psychiatric Association (APA, deutsch: Amerikanische Psychiatrische Gesellschaft) in den USA herausgegeben. Später erschienen auch Ausgaben in anderen Sprachen, seit 1996 auch auf Deutsch (DSM-IV). Die aktuelle, international gültige Ausgabe ist DSM-V, Version 2013.
Empathie	Empathie bezeichnet die Fähigkeit und Bereitschaft, Gedanken, Emotionen, Motive und Persönlichkeitsmerkmale

einer anderen Person zu erkennen und zu verstehen. Zur Empathie gehört auch die Reaktion auf die Gefühle anderer wie zum Beispiel Mitleid, Trauer, Schmerz oder Hilfsimpuls. Grundlage der Empathie ist die Selbstwahrnehmung; je offener man für seine eigenen Emotionen ist, desto besser kann man die Gefühle anderer deuten. Empathie spielt in vielen Wissenschaften eine fundamentale Rolle, von der Kriminalistik über die Politikwissenschaft, Psychotherapie, Psychologie, Physiologie, Pädagogik, Philosophie, Sprachwissenschaft, Medizin und Psychiatrie bis hin zum Management oder Marketing. Der Begriff bedeutete in der griechischen Sprache das Gegenteil und entwickelte erst im 19. Jahrhundert die heutige Bedeutung.

Epigenetik — Es ist ein Fachgebiet der Biologie, welches sich mit der Frage befasst, welche Faktoren die Aktivität eines Gens und damit die Entwicklung der Zelle zeitweilig festlegen und ob bestimmte Festlegungen an die Folgegeneration vererbt werden.

Eugenik — Im Zusammenhang mit dem unverträglichen Verhalten gewisser Zeitgenossen wurden (seit 1883) theoretische Konzepte entwickelt. Dabei wurde das Ziel verfolgt, in Rahmen der Bevölkerungs- und Gesundheitspolitik den Anteil positiv bewerteter Erbanlagen zu vergrössern (positive Eugenik) und den negativ bewerteter Erbanlagen zu verringern (negative Eugenik). Der britische Anthropologe Francis Galton (1822–1911) prägte den Begriff. Um 1900 entstand auch der Gegenbegriff Dysgenik, der «Lehre von der Akkumulierung und Verbreitung von mangelhaften Genen und Eigenschaften in einer Population, Rasse oder Art» bedeutet.

Gaslighting	«Begasleuchten» ist eine Form von psychologischem Missbrauch, bei der der Missbraucher seinem Opfer falsche Informationen gibt, sodass dieses die eigene Wahrnehmung in Frage stellt. Es handelt sich dabei um eine der heimtückischsten und gemeinsten Formen emotionalen Missbrauchs.
Gewaltfreie Kommunikation (GFK)	Konzept, das von Marshall B. Rosenberg entwickelt wurde. Es soll Menschen ermöglichen, so miteinander umzugehen, dass der Kommunikationsfluss zu mehr Vertrauen und Freude am Leben führt. GFK kann in diesem Sinne sowohl bei der Kommunikation im Alltag als auch bei der friedlichen Konfliktlösung im persönlichen, beruflichen oder politischen Bereich hilfreich sein. Im Vordergrund steht nicht, andere Menschen zu einem bestimmten Handeln zu bewegen, sondern eine wertschätzende Beziehung zu entwickeln, die mehr Kooperation und gemeinsame Kreativität im Zusammenleben ermöglicht. Manchmal werden auch die Bezeichnungen «Einfühlsame Kommunikation», «Verbindende Kommunikation», «Sprache des Herzens» oder «Giraffensprache» verwendet.
ICD-10	Die Internationale statistische Klassifikation der Krankheiten und verwandter Gesundheitsprobleme (ICD, englisch für «International Statistical Classification of Diseases and Related Health Problems») ist das wichtigste, weltweit anerkannte Diagnoseklassifikationssystem der Medizin. Es wird von der Weltgesundheitsorganisation (WHO) herausgegeben. Die aktuelle, international gültige Ausgabe (engl. revision) ist ICD-10, Version 2012.
Machiavellismus	Eine im 16. Jahrhundert aufgekommene Bezeichnung für eine Niccolò Machiavelli (1469–1527) zugesprochene politische Theorie, nach der zur Erlangung oder Erhaltung

	politischer Macht jedes Mittel unabhängig von Recht und Moral erlaubt ist.
Mobbing	Das Verb «to mob», von dem das Wort Mobbing abgeleitet ist, bedeutet zunächst allgemein «belästigen, anpöbeln.» Das deutsche Wort Mob, das ebenfalls aus dem Englischen entlehnt ist, bezeichnet eigentlich eine aufgewiegelte Volksmenge sowie allgemein «Meute, Gesindel, Pöbel, Bande».
Narzissmus	Im weitesten Sinne die Selbstliebe als Liebe gemeint, die man dem Bild von sich entgegenbringt. Im engeren Sinn bezeichnet er eine auffällige Selbstbewunderung oder Selbstverliebtheit und übersteigerte Eitelkeit.
PCL-R	Auf Basis der Erkenntnisse Ende der 70er Jahre entstand die erste PCL Version 1980. Im Jahr 1991 entstand die PCL-R (wobei R für «revised/überarbeitet» steht). Die 2te Version davon stammt aus dem Jahre 2003. Dabei werden diejenigen Merkmale eines Menschen gemessen, die für sozial unangepasstes Verhalten dem sozialen Umfeld gegenüber charakteristisch sind. Dabei treten diese in vier Bereichen, namentlich im zwischenmenschlichen, im affektiven, im Lebensstil sowie im antisozialen Verhalten auf und umfassen dabei entsprechende Kriterien. Die Anwendung bedarf einer entsprechenden Ausbildung und der Verwendung des klinischen Handbuchs.
PCL-SV	Auf Basis der PCL-R stellt die SV (Screening Version) Instrumente zur Verfügung, in einem summarischen Verfahren in rund der Hälfte der Zeit Voranalysen zu erstellen, um psychopathisches Verhalten zu erkennen.
PCL-YV	Die PCL-YV (Youth Version) wurde entwickelt, um psychopathische Verhaltensmuster bei Jugendlichen im Alter zwischen 12 bis 18 Jahren zu erkennen.

Persönlichkeitsstörung (PS) - antisoziale (DSM-IV) - dissoziale (ICD-10)	Je nach Verwendung des einen oder anderen Kataloges, spricht man von dissozialen oder antisozialen PS. Da die Unterschiede gering sind, seien stellvertretend jene des ICD-10 aufgeführt: - Mangelnde Empathie und Gefühlskälte gegenüber anderen - Missachtung sozialer Normen - Beziehungsschwäche und Bindungsstörung - Geringe Frustrationstoleranz und impulsiv-aggressives Verhalten - Mangelndes Schulderleben und Unfähigkeit zu sozialem Lernen - Vordergründige Erklärung für das eigene Verhalten und unberechtigte Beschuldigung anderer - Anhaltende Reizbarkeit
Phishing	Es handelt sich um Versuche, über gefälschte Webseiten, E-Mails oder Kurznachrichten an persönliche Daten eines Internet-Benutzers zu gelangen und damit Identitätsdiebstahl zu begehen. Ziel des Betrugs ist es, mit den erhaltenen Daten beispielsweise Kontoplünderung zu begehen und den entsprechenden Personen zu schaden. Es handelt sich dabei um eine Form des Social Engineering, bei dem die Gutgläubigkeit des Opfers ausgenutzt wird. Der Begriff ist ein englisches Kunstwort, das sich an fishing (Angeln, Fischen), bildlich das Angeln nach Passwörtern mit Ködern, anlehnt. Die Schreibweise mit -ph entstammt dem Hacker-Jargon.
Projektion	Der Begriff Projektion umfasst das Übertragen und Verlagern eines innerpsychischen Konfliktes durch die Abbildung eigener Emotionen, Affekte, Wünsche und Impulse, die im Widerspruch zu eigenen und/oder gesellschaftli-

	chen Normen stehen können. Eine solche Projektion richtet sich auf andere Personen, Menschengruppen, Lebewesen oder Objekte der Aussenwelt.
Psychopath / Psychopathie	Als Kunstwort aus griechisch ψυχή, psychḗ, «Seele» und πάθος, páthos, «Leiden» wird in der forensischen Psychologie und Psychiatrie eine schwere Form der dissozialen/antisozialen Persönlichkeitsstörung verstanden, die in ihrer Ausprägung die genannte Persönlichkeitsstörung übertrifft. In den Klassifikationssystemen DSM-IV und ICD-10 wurde die Diagnose bisher nicht aufgenommen. Mit Hilfe des von Prof. Dr. Robert D. Hare entwickelten Verfahrens PCL-R lässt sich das Ausmass psychopathischen Verhaltensmuster messen, um so «kriminelles Verhalten» und mögliche Wiederholungstäter besser beurteilen zu können. Betroffene Menschen sind nach dem aktuellen Stand der Forschung nicht therapierbar.
Sensation Seeking	Auf Deutsch oft mit Erlebnishunger übersetzt ist das Suchen nach Abwechslung und neuen Erlebnissen, um immer wieder Spannungsreize zu erleben. Es handelt sich dabei um ein physiologisch begründetes Konstrukt. Man geht davon aus, dass es für jeden Menschen ein optimales Erregungsniveau gibt. Über das Aufsuchen oder Vermeiden von stimulierenden Reizen kann die Erregung reguliert werden. Dabei suchen Menschen mit einem geringen initialen Erregungsniveau eher aufregende Reize und werden somit als Sensation-Seeker bezeichnet. Diese Menschen suchen ständig neue Reize, um den gewünschten Pegel einer Stimulierung halten zu können. Im Zusammenhang mit psychopathischen Verhaltensmuster wird oft die «Boredom susceptibility» (dt.: „Anfälligkeit für Langeweile“)

	beschrieben, bei welcher eine Abneigung gegenüber Langeweile und Neigung zur Unruhe, wenn die Umwelt keine Abwechslung mehr bietet beobachtet.
Soziopath, Soziopathie	Es handelt sich um eine abgeschwächte Form von Psychopathie, bei welcher insbesondere die mit der PCL-R ermittelten Werte im affektive Bereich geringer ausfallen.
SPAM	Auch Junk (englisch für ‚Abfall' oder ‚Plunder') werden unerwünschte, in der Regel auf elektronischem Weg übertragene Nachrichten bezeichnet, die dem Empfänger unverlangt zugestellt werden und häufig werbenden Inhalt enthalten. Dieser Vorgang wird Spamming oder Spammen genannt, der Verursacher Spammer.
Stalking	Willentliche und wiederholtes (beharrliches) Verfolgen wie auch Belästigen einer Person, deren physische oder psychische Unversehrtheit dadurch unmittelbar, mittelbar oder langfristig bedroht und geschädigt werden kann.
Transaktionsanalyse (Ich bin …, Du bist ...)	Eric Berne (1910 -1970) hat Mitte des letzten Jahrhunderts dieses praktisch umsetzbare Kommunikationsmodell entwickelt. Es beschreibt folgenden Grundeinstellungen, welche sich bereits in den ersten drei Lebensjahren bilden. → (+/+) Ich bin okay, du bist okay: Diese Menschen betrachten sich als liebenswert und machen die Erfahrung, dass ihre Gegenwart anderen Menschen wohltut. → (-/+) Ich bin nicht okay, du bist okay: Diese Menschen entwickeln das Gefühl, dass etwas mit ihnen nicht stimmt und nehmen oft eine unterlegene Position ein. → (+/-) Ich bin okay, du bist nicht okay: Diese Menschen müssen überlegen sein und dominieren, um sich zu spüren und wahrgenommen zu werden. → (-/-) Ich bin nicht okay, du bist nicht okay: Diese Menschen sind der Überzeugung, dass die Welt sinnlos und voller Verzweiflung ist. Die erstrebenswerte Grundeinstellung für uns alle ist +/+, es ist die

	einzige Position, welche wirklich real ist. Wenn ich mich okay fühle, bedeutet es aber nicht, dass alles super ist, was ich mache.
Vegetatives Nervensystem (VNS)	Dieses bildet zusammen mit dem somatischen Nervensystem das gesamte periphere und zentrale Nervensystem. Die «Autonomie» bezieht sich darauf, dass über das VNS biologisch festliegende, automatisch ablaufende innerkörperliche Vorgänge angepasst und reguliert werden, die deswegen vom Menschen willentlich nicht direkt, sondern allenfalls indirekt beeinflusst werden können.
X-Y Theorie	Eine von Douglas McGregor in den 1960er-Jahren entwickelte Theorie, bei der Führungskräfte stark von ihrem eigenen Menschenbild geprägt sind. Er war ein Befürworter der menschenorientierten Führung gemäss seiner Y-Theorie und legte damit die Grundlagen für die Führung nach den Grundsätzen des «Management by Objectives (MbO)». Die dem Menschenbild Y verbundenen Führungskräfte gehen davon aus, dass der Mensch von Natur aus willig und fähig, also intrinsisch motiviert ist, gute Leistungen zu erbringen. Die vom Menschenbild X geprägten Führungskräfte vertreten die Auffassung, dass der Mensch von Natur aus faul ist und dabei extrinsisch, also durch Befehl und Kontrolle, von aussen geführt werden muss.

Da zum Thema Persönlichkeitsstörungen sehr viele unterschiedliche Bezeichnungen zu finden sind, welche dissoziales oder antisoziales Verhalten umschreiben, ist die Abgrenzung ist in etlichen Fällen nicht eindeutig. Auch die Autoren von Wikipedia ändern die verwendeten Begriffe von Zeit zu Zeit. Im Gegensatz zu den Definitionen und dem Umgang mit dem Begriff «Psychopathie» im englischsprachigen Raum, wird im germanischen Sprachraum der Begriff (noch) mit Zurückhaltung verwendet.

Im Folgenden sollen daher mit dem Ziel einer sprachlichen Differenzierung die Begriffe im Zusammenhang mit der antisozialen (dissozialen) Persönlichkeitsstörung, wie sie in diesen Ausführungen nach Möglichkeit konsistent verwendet wurden, dargelegt werden. Eine abschliessende Definition ist jedoch (zum heutigen Zeitpunkt) nicht möglich. Oder um es mit den Worten von Karl Raimund Popper zu beschreiben: «Das Wissen ist mithin nur der gegenwärtige Stand des Irrtums».

- *Instrumentell-dissozial:* Psychopath, primärer Psychopath, berechnender Egomane, Hochstapler, wie auch die Bezeichnung als Blender. Theodore Millon bezeichnet diesen Mensch auch einfach als charakterlosen, amourösen, kompensatorischen, elitären, fanatischen Narzisst. Seine Handlungen werden dabei durch Gier, Hass oder Neid getrieben. In Blogs findet man von Opfern oftmals auch Begriffe wie «hemmungsloser Egoist», «der Perverse», «der Loser», «der Widerling», «der Vampir», «Energie-Vampire», «Kotzbrocken», «Stinkstiefel» oder ganz einfach «das Ar…». In der Filmindustrie ist beispielsweise vom «Bösewicht», «Schurken» oder «Halunken» die Rede. (Ausbreitung circa 1%)
- *Impulsiv-feindselig:* Soziopath, sekundärer Psychopath, zaghafter Angsthase, allenfalls Narzisst. Seine Handlungen werden durch Angst, Hoffnungen oder Glaube getrieben, welche durch die Projektion von Gier, Hass oder Neid hervorgerufen werden. Somit verhält er sich als instrumentalisierter Mensch antisozial/dissozial, wobei seine Handlungen spontan und oftmals unbewusst sind. Laut neueren Studien sind Soziopathen – im Gegensatz zu den Psychopathen - therapierbar. (Ausbreitung circa 3% - 5%, je nach kulturellem Kontext in extremen Herrschaftsformen möglicherweise auch über 50%)
- *Ängstlich-aggressiv:* keine andere Bezeichnung, ausser allenfalls: gestörter Psychopath. (Ausbreitung weniger als 0,5%)

10 Dank

Ich danke in erster Linie meiner lieben Frau Barbara, mit der ich in den letzten rund 3½ Jahren unzählige interessante Gespräche bei Reisen, vor dem Cheminée oder bei Einkäufen zu diesem faszinierenden Thema hatte. Ebenso meinen beiden Töchtern Amélie und Mia, die aufgrund ihrer Unbeschwertheit teilweise Fragen stellten, welche auch namhafte Forscher bis heute noch nicht beantworten konnten.

Ohne die Pioniere auf diesem Gebiet wären die Erkenntnisse nicht möglich gewesen. Gedankt sei allen, die auch im Verzeichnis zu finden sind, aber erwähnt seien lediglich drei: Philippe Pinel (1745-1826), der als erster eine ärztliche Behandlung ohne Zwangsmassnahmen durchführte sowie Hervey Cleckley (1903-1984), der mit seinem heute frei zugänglichen Werk «The Mask of Sanity» die Grundlagen für die PCL-R lieferte. Und schliesslich Robert D. Hare (*1934), der mit seinen Büchern «Without Conscience» und als Co-Autor mit «Snakes in Suits – When Psychopath go to Work» sehr viel für das Verständnis der Alltagskriminalität beigetragen hat und auch heute noch 81-jährig und nach über 40 Jahre Forschung anlässlich von Vorträgen und Workshops kritisch selbstreflektiert und voller Begeisterung das Phänomen der Psychopathie untersucht.

Ein Dank gebührt allen Verwandten, Freunden und Bekannten, die meine Gedanken kritisch hinterfragten und mich dabei inspirierten, noch mehr zu recherchieren, um nach Möglichkeit das beschriebene Phänomen der «destruktiven zwischenmenschlichen Interaktion» zu erkennen und zu verstehen. Erwähnt seien dabei Claude und Roland Anrig wie auch der mit seinem pointierten Humor ausgestattete Frédéric Belser, der mit seinem fundierten medizinischen Fachwissen und mit seiner reflektierten philosophischen Denkweise viel zum Nachdenken anregte.

Erwähnen möchte ich an dieser Stelle unser «Vendli». Das Collegium hat unter der Moderation von Fernand Kohler immer wieder mediale Themen besprochen, welche die täglichen kriminellen menschlichen Verhaltensweisen zu verstehen versuchten. Von grossem Nutzen waren dabei jeweils die

Beiträge unserer beiden Psychiatriepfleger. Zum einen waren die Ausführungen von Rolf Mösli – der eine bemerkenswerte Biographie über Eugen Bleuler herausgegeben hat – sehr aufschlussreich. Auch die immer wieder spannenden Ausführungen von Ruedi Frick halfen, die Erkenntnisse zu vertiefen.

Einen wesentlichen Beitrag leistete auch Frau Dr. Melanie Knijff, die mit ihrem soziologischen Hintergrund und ihren unzähligen Erfahrungen mit ihren Gedanken die meinigen anregte.

Zu guter Letzt wären die Ausführungen, wie sie heute verständlich formuliert sind, ohne den Beitrag der beigezogenen Korrektorin/Lektorin Frau Caroline Vogelsang (schreibgut.ch) mit ihrem fundierten psychologischen Wissen nicht möglich gewesen. Ihre Inputs bis hin zu einer treffenden Anpassung des Untertitels halfen wohl mit, die nun vorliegenden Ausführungen eines komplexen Themas verständlich zu machen.

www.ingramcontent.com/pod-product-compliance
Lightning Source LLC
LaVergne TN
LVHW010758051026
849532LV00007B/2402